中草药
野外速认图集

宝草堂　编著
林余霖　审订
中国医学科学院药用植物研究所

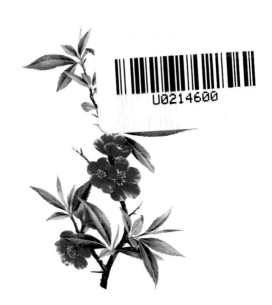

U0214600

海峡出版发行集团 福建科学技术出版社
THE STRAITS PUBLISHING & DISTRIBUTING GROUP　FUJIAN SCIENCE & TECHNOLOGY PUBLISHING HOUSE

图书在版编目（CIP）数据

中草药野外速认图集/宝草堂编著.—福州：福建科学技术出版社，2014.7（2016.12重印）

ISBN 978-7-5335-4558-1

Ⅰ.①中… Ⅱ.①宝… Ⅲ.①中草药－识别－图集 Ⅳ.① R282-64

中国版本图书馆 CIP 数据核字（2014）第 095713 号

书　　名	**中草药野外速认图集**	
编　　著	宝草堂	
审　　订	林余霖	
出版发行	海峡出版发行集团	
	福建科学技术出版社	
社　　址	福州市东水路 76 号（邮编 350001）	
网　　址	www.fjstp.com	
经　　销	福建新华发行（集团）有限责任公司	
印　　刷	福建彩色印刷有限公司	
开　　本	700毫米 ×1000毫米　1/32	
印　　张	12.5	
图　　文	400 码	
版　　次	2014 年 7 月第 1 版	
印　　次	2016 年 12 月第 2 次印刷	
书　　号	ISBN 978-7-5335-4558-1	
定　　价	35.00 元	

书中如有印装质量问题，可直接向本社调换

目录

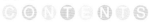

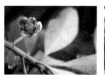

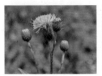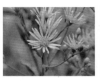

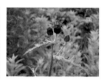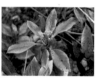

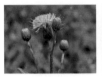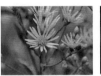

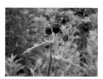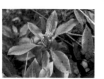

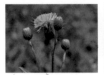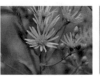

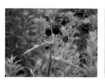

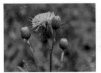

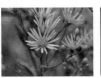

紫苏子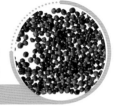

Zisuzi（附：紫苏叶、紫苏梗）

降气化痰，止咳平喘，润肠通便

来源产地

紫苏子为唇形科植物紫苏*Perilla frutescens* (L.) Britt.的干燥成熟果实。栽培为主。主产于湖北、河南、山东、江西、浙江、四川。

性味功用

辛，温。用于痰壅气逆，咳嗽气喘，肠燥便秘。3～10g。

速认指南

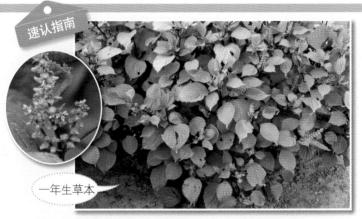

一年生草本

叶 叶阔卵形或圆形，基部圆形或阔楔形，先端短尖或突尖，叶缘在基部以上具粗锯齿，两面绿色或紫色，或仅下面紫色，侧脉7～8对。

花 轮伞花序2花，组成偏向一侧的顶生或腋生的总状花序；花萼钟形、二唇形；上唇宽大，3齿；下唇比上唇稍长，2齿；花冠白色至紫红色，二唇形。花期8～9月。

果 小坚果，球形。果期9～10月。

附 紫苏叶为紫苏的干燥叶（或带嫩枝）。紫苏梗为紫苏的干燥茎。

1

麻黄

Mahuang （附：麻黄根）

发汗散寒，宣肺平喘，利水消肿

来源产地

麻黄为麻黄科植物草麻黄 *Ephedra sinica* Stapf、中麻黄 *Ephedra intermedia* Schrenk et C. A. Mey. 或木贼麻黄 *Ephedra equisetina* Bge .的干燥草质茎。生于荒漠、干旱多砂石的山地或草地。草麻黄主产于内蒙古、山西、河北，中麻黄主产于甘肃、青海、新疆、宁夏，木贼麻黄主产于陕西、新疆、宁夏、山西。

性味功用

辛，微苦，温。用于风寒感冒，胸闷喘咳，风水浮肿。蜜麻黄润肺止咳；多用于表证已解，气喘咳嗽。2～10g。

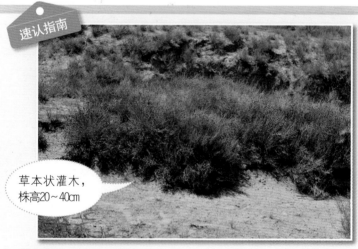

速认指南

草本状灌木，株高20～40cm

草麻黄

茎 木质茎短或呈匍匐状。

叶 叶2裂，裂片锐三角形，先端急尖，占叶鞘的1/3～2/3。

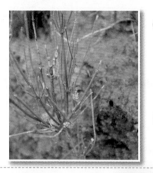

花 雄球花常成复穗状花序，具4对苞片，雄蕊7～8，花丝结合或顶端微分离；雌球花单生枝顶或老枝叶腋，有4对苞片，最上1对合生部分占1/2以上；雌花2。花期5～6月。

果 雌球花熟时肉质红色。8～9月种子成熟。

中麻黄

基本特征同上，主要鉴别点为木质茎直立或斜升；叶通常3裂，稀2裂。

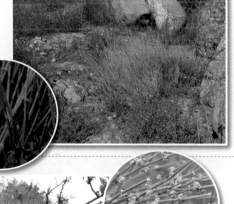

木贼麻黄

基本特征同上，主要鉴别点为木贼麻黄为直立灌木，木质茎粗壮，叶二裂。

附 麻黄根为草麻黄或中麻黄的干燥根及根茎。

防风 Fangfeng

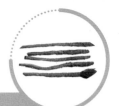

祛风解表，胜湿止痛，止痉

来源产地

为伞形科植物防风*Saposhnikovia divaricata*（Turcz.）Schischk.的干燥根。生于草原、丘陵、多石砾的山坡。以栽培为主。主产于黑龙江、吉林、辽宁等地。

性味功用

辛、甘，微温。用于感冒头痛，风湿痹痛，风疹瘙痒，破伤风。5～10g。

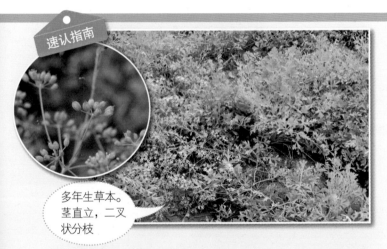

速认指南

多年生草本。茎直立，二叉状分枝

叶　基生叶簇生，具长柄；叶片2～3回羽状深裂，轮廓三角状卵形；最终裂片狭楔形，先端常具2～3缺刻状齿，齿端尖锐，两面均成灰绿色。茎上部叶较小，极简化。

花　复伞形花序；伞幅5～10，不等长，无总苞片。小伞形花序具4～10朵花；小总苞片4～6，披针形；萼齿三角状卵形；花瓣白色。花期7～9月。

果　双悬果。果期 7～9月。

荆芥 Jingjie

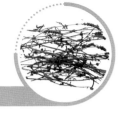

解表散风，透疹，消疮

来源产地

为唇形科植物荆芥*Schizonepeta tenuifolia* Briq.的干燥地上部分。栽培为主。主产于河北、江苏、浙江、江西。

性味功用

辛，微温。用于感冒，头痛，麻疹，风疹，疮疡初起。5～10g。

速认指南

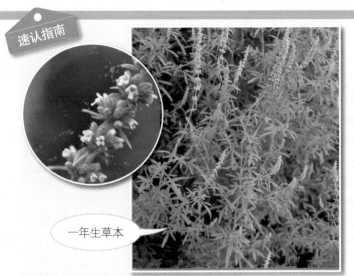

一年生草本

叶 叶常为指状3全裂，小裂片为披针状条形，中间的较大，全缘，两面被柔毛。

花 由多数的轮伞花序组成顶生的穗状花序；苞片叶状；小苞片线形。花萼管状钟形；萼齿5。花冠青紫色，二唇形；上唇先端2浅裂；下唇3裂，中裂片最大。雄蕊4，后对较长。花期7～9月。

果 小坚果，长圆状三棱形，褐色。果期9～10月。

香薷 Xiangru

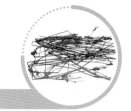

发汗解表，化湿和中

来源产地

为唇形科植物石香薷 *Mosla chinensis* Maxim.或江香薷 *Mosla chinensis* 'Jiangxiangru'的干燥地上部分。前者习称"青香薷"，后者习称"江香薷"。石香薷生长于荒地、田边、山边草丛等地，主产于江西、广西、广州、湖南、湖北等地。江香薷多栽培，主产于江西。

性味功用

辛，微温。用于暑湿感冒，恶寒发热，头痛无汗，腹痛吐泻，水肿，小便不利。3～10g。

速认指南

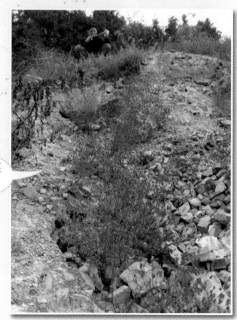

直立草本，茎高9～35cm

石香薷

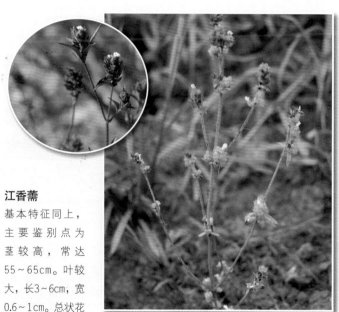

叶 叶对生。叶披针形，长1.3～3.0cm，宽0.2～0.6cm，先端渐尖，基部渐狭，边缘具疏而不明显的浅锯齿，侧脉明显，两面均具凹陷腺点。

花 总状花序密集成头状，长1～3cm；苞片覆瓦状排列，全缘。花萼钟形，萼齿5；花冠紫色、淡红或白色。雄蕊、雌蕊内藏。柱头2裂，反卷。花期6月。

果 小坚果扁圆球形，表面具疏网纹。

江香薷

基本特征同上，主要鉴别点为茎较高，常达55～65cm。叶较大，长3～6cm，宽0.6～1cm。总状花序密集成穗状，长2～3.5cm。

羌活 Qianghuo

解表散寒，祛风除湿，止痛

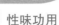

来源产地

为伞形科植物羌活*Notopterygium incisum* Ting ex H. T. Chang或宽叶羌活*Notopterygium franchetii* H. de Boiss.的干燥根茎及根。生于海拔1700～4800m的林缘、灌丛下。主产于四川、青海、甘肃、西藏。

性味功用

辛、苦，温。用于风寒感冒，头痛项强，风湿痹痛，肩背酸痛。3～10g。

速认指南

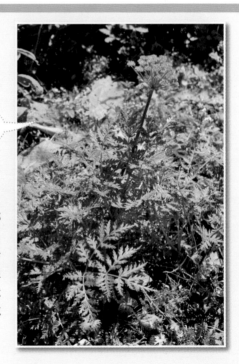

多年生草本。茎直立，中空

羌活

叶 基生叶及茎下部叶有长柄；叶片为3出3回羽状复叶，小叶3～4对，末回裂片边缘缺刻状浅裂至羽状深裂；茎上部简化成鞘状，近于无柄。

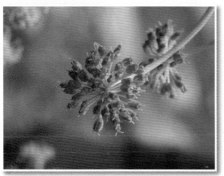

花 复伞形花序顶生或腋生。花瓣白色或绿白色，卵形或长圆状卵形，顶端圆钝，反折。花期7～8月。

果 分果长圆形。果期8～9月。

宽叶羌活

基本特征同上，主要鉴别点为叶3出2～3回羽状复叶，小裂片长圆状卵形或卵状披针形，长3～8cm，具粗锯齿。上部叶片简化成3小叶，叶鞘宽卵形。花瓣淡黄色。

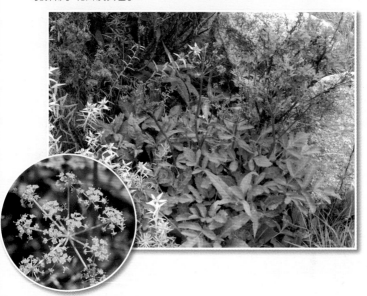

白芷 Baizhi

解表散寒，祛风止痛，宣通鼻窍，
燥湿止带，消肿排脓

来源产地

为伞形科植物白芷*Angelica dahurica*
（Fiseh. ex Hoffm.）Benth. et Hook.
f. 。多栽培。主产于四川、浙江、
河南、河北。

性味功用

辛，温。用于感冒头
痛，眉棱骨痛，鼻塞
流涕，鼻衄鼻渊，牙
痛，带下，疮疡肿痛。
3～10g。

速认指南

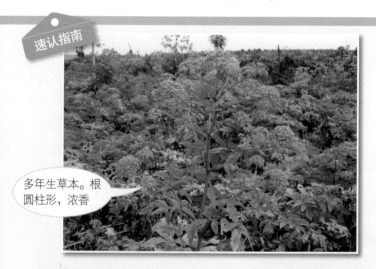

多年生草本。根
圆柱形，浓香

白芷

叶 茎下部叶有长柄；叶鞘椭圆状膨大，无毛；叶片三角状卵形，2~3
回羽状分裂，小叶无柄，叶缘具白色软骨质粗齿，顶端急尖。茎上部叶
简化，叶鞘囊状膨大。

花 伞形花序直径10~30cm。伞幅18~40（~70），被短毛。小总苞片多数，线状披针形；无萼齿；花瓣白色，倒卵形，先端内凹。子房无毛。花期7~8月。

果 双悬果无毛，圆形。果期8~9月。

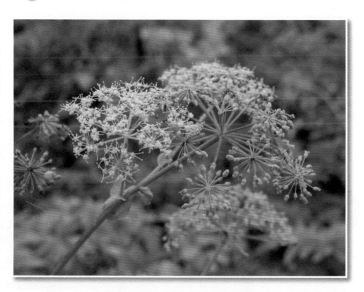

细辛 Xixin

祛风散寒，祛风止痛，通窍，温肺化饮

来源产地

为马兜铃科植物北细辛*Asarum heterotropoides* Fr. Schmidt var. *mandshuricum* (Maxim.) Kitag、汉城细辛*Asarum sieboldii* Miq. var. *seoulense* Nakai.或华细辛*Asarum sieboldii* Miq.的根及根茎。前二种习称"辽细辛"。生于潮湿环境，栽培或少量野生。汉城细辛、北细辛主产于辽宁、吉林等地。华细辛主产于陕西、河南、四川等地。

性味功用

辛，温。用于风寒感冒，头痛，牙痛，鼻塞流涕，鼻衄，鼻渊，风湿痹痛，痰饮喘咳。1～3g。散剂每次服0.5～1g。外用适量。不宜与藜芦同用。

速认指南

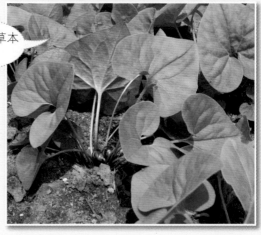

多年生草本植物。

北细辛

叶 叶每株2～3片；叶柄通常无毛或有少许短毛；叶片呈卵状心形或近肾形，先端圆钝或急尖，基部心形至深心形，上下两面均有疏短毛，下面的毛较密。

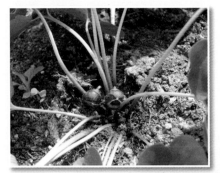

花 花紫棕色、稀紫绿色；花被管壶状杯形或半球形，花被裂片三角状卵形，由基部向外反折。雄蕊12，花丝与花药近等长；子房近球形，花柱6。花期5月，果期6月。

汉城细辛

基本特征同上，主要鉴别点为叶下面密被短毛，叶柄疏被毛，花被片直伸或近平展。

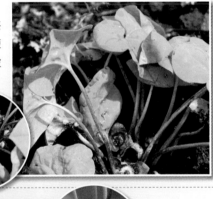

华细辛

基本特征同上，主要鉴别点为叶下面仅脉被毛，叶柄无毛，花被片直伸或近平展。

藁本 Gaoben

祛风，散寒，除湿，止痛

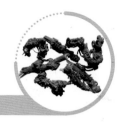

来源产地

为伞形科植物藁本*Ligusticum sinense* Oliv.或辽藁本*Ligusticum jeholense* Nakai et Kitag.的干燥根茎和根。藁本栽培为主，主产于湖南、江西。辽藁本生于向阳山坡、草丛、林缘，主产于辽宁、河北、山西。

性味功用

辛，温。用于风寒感冒，巅顶头痛，风湿痹痛。3~10g。

速认指南

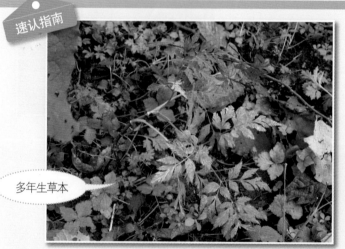

多年生草本

藁本

叶 叶互生，基部抱茎，扩展成鞘状，2~3回羽状复叶；末回裂片长，顶端渐尖，边缘齿状浅裂，有小尖头；茎上部叶近无柄，基部膨大成卵形的鞘而抱茎。

花 复伞形花序顶生或侧生，总苞片6～10，伞幅14～30；小伞花序有小总苞片约10片，线形或窄披针形；花小，无萼齿，花瓣白色，雄蕊5，花柱长而外曲。花期7～9月。

果 双悬果长圆卵形。果期9～10月。

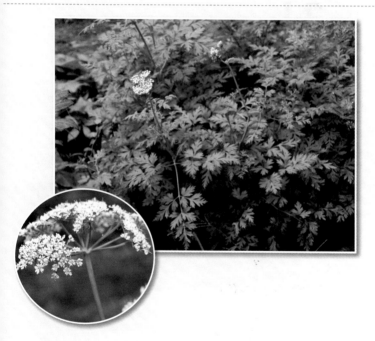

辽藁本

基本特征同上，主要鉴别点为末回裂片卵形至菱状卵形，边缘有缺刻状浅裂或牙齿。

苍耳子

Cang'erzi

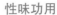
散风寒，通鼻窍，祛风湿

来源产地

为菊科植物苍耳*Xanthium sibiricum Patr.*的干燥成熟带总苞的果实。生于荒地、草地、沟边及路边干燥向阳处。产于全国各地。

性味功用

辛、苦，温；有毒。用于风寒头痛，鼻塞流涕，鼻鼽鼻渊，风疹瘙痒，湿痹拘挛。3～10g。

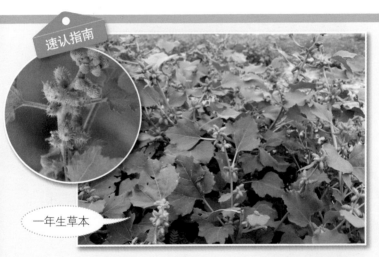

速认指南

一年生草本

叶 叶三角形状卵形或心形，基部近心形或截形，边缘有缺刻及不规则的粗锯齿，两面被贴生的糙伏毛。

花 雄头状花序球形，近无梗。雌头状花序椭圆形，外层总苞片披针形，被短柔毛；内层总苞片结合成囊状，成熟的具瘦果的总苞变坚硬，连喙长12～15mm，外面疏生具钩的总苞刺。花期7～8月。

果 瘦果2。果期8～9月。

辛夷 Xinyi

散风寒，通鼻窍

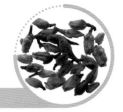

来源产地

为木兰科植物望春花*Magnolia biondii* Pamp.、玉兰*Magnolia denudata* Desr.或武当玉兰*Magnolia sprengeri* Pamp.的干燥花蕾。栽培或少量野生。望春花主产于河南。玉兰主产于安徽、江西、湖南。武当玉兰主产于湖北、四川。

性味功用

辛，温。用于风寒头痛，鼻塞流涕，鼻鼽鼻渊。3～10g。

速认指南

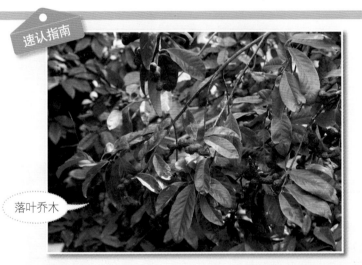

落叶乔木

望春花

叶 椭圆状披针形、卵状披针形、狭倒卵形或卵形，先端急尖或短渐尖，基部阔楔形或圆钝；托叶痕为叶柄长的1/5～1/3。

花 花先叶开放；花被9，外轮3片、紫红色，近狭倒卵状条形，中内两轮近匙形，白色，外面基部常紫红色，内轮较狭小。花期3月。

果 聚合果圆柱形。果熟期9月。

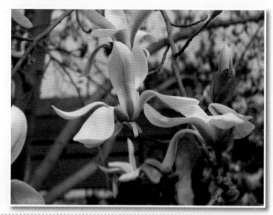

玉兰

基本特征同上，主要鉴别点为花被9~12片，萼片与花瓣与 望春花无明显区别。

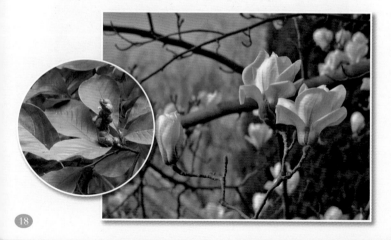

武当玉兰

基本特征同上，主要鉴别点为花被片12（～14），几相等，花被外面玫瑰红色，内面较淡，有深紫色条纹。

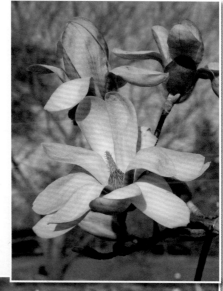

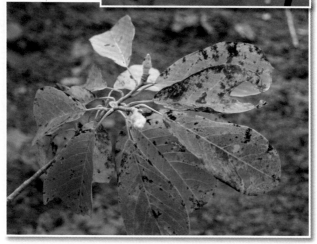

木贼 Muzei

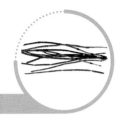

疏散风热，明目退翳

来源产地

为木贼科植物木贼*Equisetum hyemale* L.的干燥地上部分。生于林下、灌丛中阴湿地。主产于陕西、吉林、辽宁、湖北、黑龙江等地。

性味功用

甘、苦，平。用于风热目赤，迎风流泪，目生云翳。3～9g。

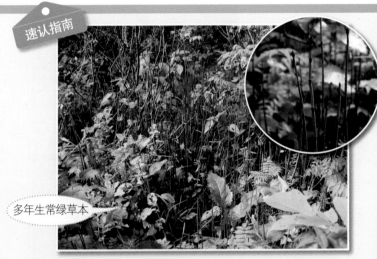

速认指南

多年生常绿草本

茎 直立，单一不分枝或于基部簇生，中空。

叶 叶鞘筒贴于茎上，灰绿色，顶部与基部有2黑色圈，鞘齿顶部尾尖早落，成钝头，鞘片背面有棱脊2条，形成浅沟。

孢子囊 孢子囊穗生于茎顶，长椭圆形，有小尖头，由多数轮状排列的六角形盾状孢子叶组成，沿孢子叶边缘生数个孢子囊。夏季生孢子囊穗。

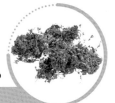

鹅不食草 Ebushicao

发散风寒，通鼻窍，止咳

来源产地

为菊科植物鹅不食草*Centipeda minima* (L.) A. Br. et Aschers. 的干燥全草。生于路旁，荒野阴湿处。主产于浙江、湖北、广西、江苏、河南等地。

性味功用

辛，温。用于风寒头痛，咳嗽痰多，鼻塞不通，鼻渊流涕。6~9g。外用适量。

速认指南

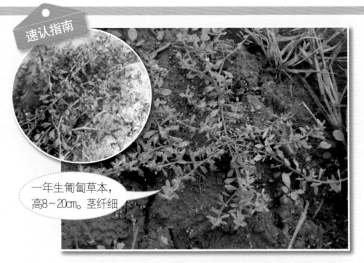

一年生匍匐草本，高8~20cm。茎纤细

叶 叶互生，倒卵状披针形，顶端钝，基部楔形，边缘有不规则疏齿；无柄。

花 头状花序单生叶腋，扁球形，直径约3mm；总苞片2层；花杂性；淡黄色或黄绿色，全部筒状；雌花位于外围，中央为两性花，数朵，花冠管钟状，顶端4裂；雄蕊4。花期4~8月。

果 瘦果椭圆形，具4棱。果期6~10月。

薄荷 Bohe

疏散风热,清利头目,利咽,透疹,疏肝行气

来源产地

为唇形科植物薄荷*Mentha haplocalyx* Briq.的干燥地上部分。生于潮湿处。多栽培。主产于江苏、浙江、河北。

性味功用

辛,凉。用于风热感冒,风温初起,头痛,目赤,喉痹,口疮,风疹,麻疹,胸胁胀闷。3~6g,后下。

速认指南

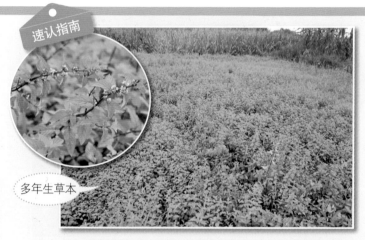

多年生草本

叶 叶为长圆状披针形、披针形、椭圆形,先端锐尖,基部楔形至近圆形,叶缘基部以上具整齐或不整齐胼胝尖的锯齿,两面沿脉密生微毛或具腺点。

花 轮伞花序,腋生;花萼萼齿5,先端尖;花冠淡紫色,外被微毛,冠檐4裂,上裂片先端2裂;雄蕊4,前对雄蕊稍长。花期7~9月。

果 小坚果,长圆形。果期8~10月。

牛蒡子 Niubangzi

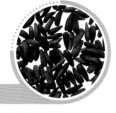

疏散风热，宣肺透疹，解毒利咽

来源产地

为菊科植物牛蒡*Arctium lappa* L.的干燥成熟果实。生于山野路旁、沟边、荒地、山坡、向阳草地或村镇附近。常栽培，主产于山东、四川、吉林、辽宁、黑龙江。

性味功用

辛、苦，寒。用于风热感冒，咳嗽痰多，麻疹，风疹，咽喉肿痛，痄腮，丹毒，痈肿疮毒。6～12g。

速认指南

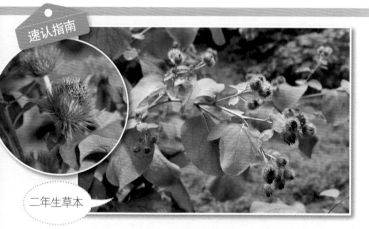

二年生草本

叶 基生叶丛生，茎生叶互生；叶宽卵形或心形，先端钝，具小尖头，基部心形，上面绿色，无毛，下面密被灰白色绒毛，边全缘、波状或有细锯齿；上部叶渐小。

花 头状花序，丛生或排成伞房状，直径3～4cm，有梗；总苞球形，总苞片披针形，长1～2cm，顶端钩状内弯；全为管状花，淡紫色，顶端5齿裂，裂片狭。花期6~8月。

果 瘦果椭圆形或倒卵形。果期6~8月。

桑叶

Sangye （附：桑白皮、桑枝、桑椹）

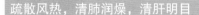

疏散风热，清肺润燥，清肝明目

来源产地

桑叶为桑科植物桑 *Morus alba* L.的干燥叶。栽培为主。主产于安徽、浙江、江苏、四川、湖南等地。

性味功用

苦、甘，寒。用于风热感冒，肺热燥咳，头晕头痛，目赤昏花。5～10g。

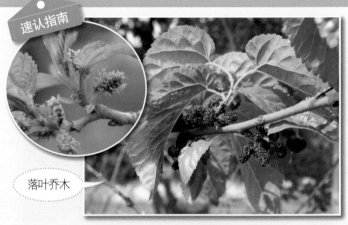

落叶乔木

叶 单叶，互生，卵形或宽卵形，先端急尖或钝，基部近心形，叶缘具锯齿，上面近光滑，下面脉有疏毛，脉腋有簇生毛。

花 雌、雄花均成荑黄花序，雌雄异株；雄花花被片4，雄蕊与花被片同数且对生，中央具不育雌蕊；雌花花被片4，结果时肉质化，常无花柱；柱头2裂，宿存。花期5月。

果 聚花果（桑椹）。果期6月。

附 桑白皮为桑的干燥根皮。桑枝为桑的干燥嫩枝。桑椹为桑的干燥果穗。

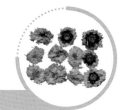

菊花 Juhua

疏散风热，平肝明目，清热解毒

来源产地

为菊科植物菊*Chrysanthemum morifolium* Ramat.的干燥头状花序。栽培为主。"杭菊"主产于浙江，"怀菊"主产于河南，"滁菊"、"贡菊"、"亳菊"主产于安徽，"祁菊"主产于河北，"济菊"主产于山东，"川菊"主产于四川。

性味功用

甘、苦，微寒。用于风热感冒，头痛眩晕，目赤肿痛，目暗昏花，疮痈肿毒。5~10g。

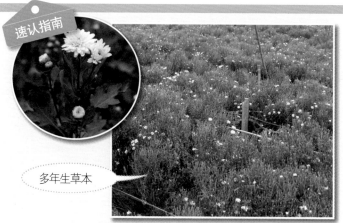

速认指南

多年生草本

叶　叶有柄，卵形至披针形，先端钝或锐尖，基部近心形或宽楔形，羽状深裂或浅裂，裂片长圆状卵形以至近圆形，边缘有缺刻和锯齿，两面密被白色短毛。花期9~10月。

花　头状花序，总苞片3~4层，外层卵形或卵状披针形，绿色，边缘膜质；内层长椭圆形；舌状花冠白色、黄色、淡红色、淡紫色至紫红色；管状花黄色。果期9~10月。

蔓荆子 Manjingzi

疏散风热，清利头目

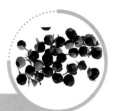

来源产地

为马鞭草科植物单叶蔓荆 *Vitex trifolia* L. var. *simplicifolia* Cham. 或蔓荆 *Vitex trifolia* L. 的干燥成熟果实。单叶蔓荆生于海滨、湖畔、沙滩等地，主产于山东、江西。蔓荆生于平原沙地，河滩溪畔及荒地灌丛，栽培为主，主产于云南。

性味功用

辛、苦，微寒。用于风热感冒头痛，齿龈肿痛，目赤多泪，目暗不明，头晕目眩。5~10g。

速认指南

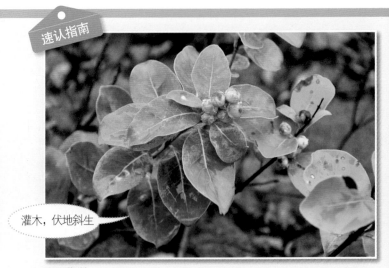

灌木，伏地斜生

单叶蔓荆

叶 单叶对生；叶片纸质，倒卵形或卵形，顶端钝圆，基部阔楔形，全缘，表面绿色，背面密被灰白色绒毛。

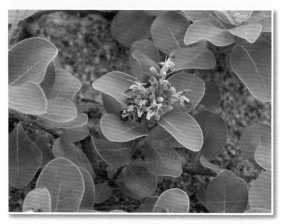

🌸 **花** 聚伞花序再排成紧密而狭窄的圆锥花序式；花萼钟状，外面密被灰白色绒毛，内面无毛，顶端5齿裂；花冠淡紫色，上部5裂，中间1裂片最大；雄蕊4枚。花期 7～8月。

🍃 **果** 核果球形，大部为增大的宿存花萼所包围。果期8～9月。

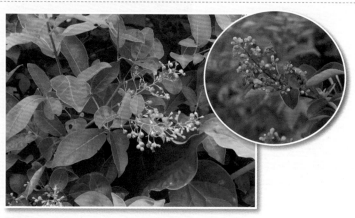

蔓荆

基本特征同上，主要鉴别点为叶片通常为3小叶的复叶，但在同一枝条的上部或下部有时为单叶。

柴胡 Chaihu

疏散退热，疏肝解郁，升举阳气

来源产地

为伞形科植物柴胡*Bupleurum chinense* DC.
或狭叶柴胡*Bupleurum scorzonerifolium*
Willd. 的干燥根。生于干旱荒山坡、林
缘、灌丛。柴胡栽培为主，主产于河北、
河南、陕西、甘肃、山西。狭叶柴胡主产
于黑龙江、吉林、辽宁、河北。

性味功用

辛，温。用于寒湿内
阻，脘腹胀满冷痛，嗳
气呕逆，不思饮食。
3~6g。

速认指南

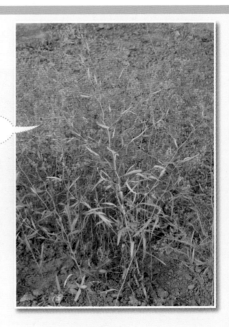

多年生草本

柴胡

根 灰褐色，基部无纤维
状叶残留物。

叶 基生叶倒披针形或狭
椭圆形，具长柄，常早
枯。茎中部叶倒披针形或
广线状披针形。

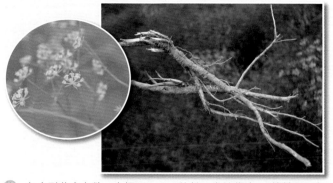

花 复伞形花序多数；伞幅3~8，不等长；小总苞片5，披针形，长3~3.5mm，宽0.6~1mm，先端尖锐；小伞形花序具5~10朵花；花黄色。花期7~9。

果 双悬果椭圆形，两侧扁。果期7~9月。

狭叶柴胡

基本特征同上，主要鉴别点为根红褐色，茎基部密被红色纤维状叶基残留物。

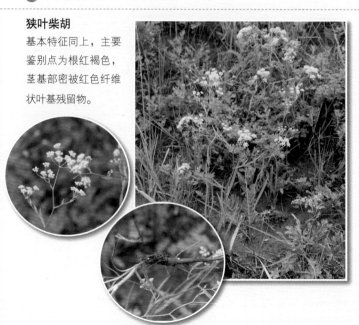

粉葛 Fenge

解肌退热，生津止渴，透疹，升阳止泻，
通经活络，解酒毒

来源产地

为豆科（蝶形花科）植物甘
葛藤*Pueraria thomsonii* Benth.的
干燥根。栽培或少量野生。
主产于广西、广东。

性味功用

甘、辛，凉。用于外感发热头
痛，项背强痛，口渴，消渴，麻
疹不透，热痢，泄泻，眩晕头
痛，中风偏瘫，胸痹心痛，酒毒
伤中。10～15g。

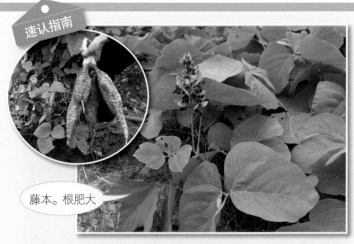

速认指南

藤本。根肥大

叶　3出复叶，具长柄；托叶披针状长椭圆形，有毛；小叶片菱状卵形至
宽卵形，有时3裂，先端短渐尖，基部圆形。

花　总状花序腋生，小苞片卵形；花萼钟状，长达2cm，萼齿5；花冠紫
色，旗瓣近圆形，长1.0～1.8cm。花期6～9月。

果　荚果扁平长椭圆形，密被黄褐色长硬毛。果期9～10月。

葛根 Gegen

解肌退热，生津止渴，透疹，升阳止泻，
通经活络，解酒毒

来源产地

为豆科（蝶形花科）植物野葛
Pueraria lobata (Willd.) Ohwi的干燥根。
生于山坡草丛、路旁及疏林阴湿地
方。主产于湖南、河南、广东、浙
江、四川、江西。

性味功用

甘、辛，凉。用于外感发热
头痛，项背强痛，口渴，消
渴，麻疹不透，热痢，泄泻，
眩晕头痛，中风偏瘫，胸痹
心痛，酒毒伤中。10～15g。

速认指南

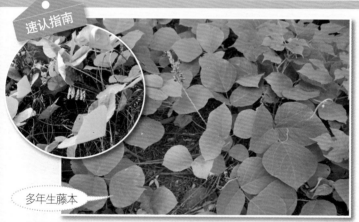

多年生藤本

叶 3出羽状复叶；托叶卵状长椭圆形，盾状着生；小托叶线状披针形；
顶生小叶比侧生小叶大，菱卵形，全缘，有时三裂；侧生小叶斜卵形。

花 总状花序，腋生；花梗短；苞片线状披针形；萼钟状；花冠紫红
色，长1～1.5cm；旗瓣近圆形，翼瓣狭窄，龙骨瓣长圆形或倒长斜卵形。
花期6～8月。

果 荚果，线形，密生硬毛。果期8～9月。

升麻 Shengma

发表透疹，清热解毒，升举阳气

来源产地

为毛茛科植物大三叶升麻 *Cimicifuga heracleifolia* Kom.、兴安升麻 *Cimicifuga dahurica*（Turcz.）Maxim.或升麻 *Cimicifuga foetida* L.的干燥根茎。生于山地林缘灌丛、山坡疏林或草地中。大三叶升麻及兴安升麻主产于辽宁、吉林、黑龙江。升麻主产于四川。

性味功用

辛、微甘，微寒。用于风热头痛，齿痛，口疮，咽喉肿痛，麻疹不透，阳毒发斑，脱肛，子宫脱垂。3～10g。

速认指南

根状茎粗壮。茎高1m或更高

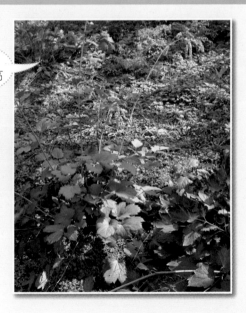

大三叶升麻

叶 下部茎生叶为2回3出复叶；叶柄长达20cm，无毛；顶生1片，小叶片倒卵形至倒卵状椭圆形，长6～12cm，宽4～9cm，顶端三浅裂，侧生小叶斜卵形。

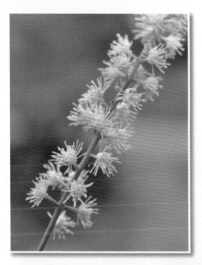

花 圆锥花序，具2~9条分枝；花两性；萼片5，退化雄蕊椭圆形，顶部不分裂，白色，无空花药，近膜质，通常全缘。花期8~9月。

果 蓇葖果长圆形，无毛或近无毛；种子2。果期9~10月。

兴安升麻

基本特征同上，主要鉴别点为下部茎生叶为2回或3回3出复叶，顶生小叶宽菱形。花单性，雌雄异株；萼片5，早落；退化雄蕊叉状2深裂，先端有2个乳白色的空花药，心皮被贴伏的白色柔毛。蓇葖果被贴伏的白色柔毛。

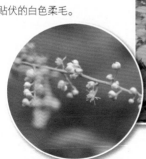

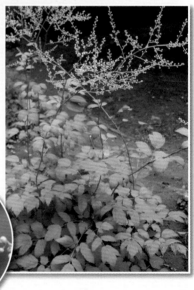

升麻

基本特征同上，主要鉴别点为叶片轮廓三角形，2~3回3出羽状全裂；顶生小叶具长柄，菱形。花两性；心皮2~5，密被灰色毛。蓇葖被贴伏的柔毛。

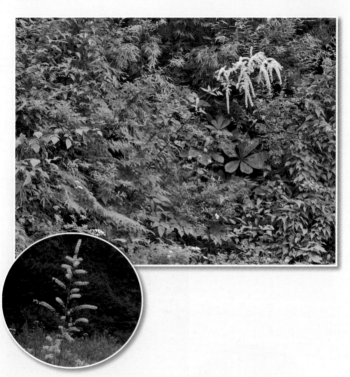

淡豆豉 Dandouchi

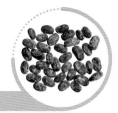

解表，除烦，宣发郁热

来源产地

为豆科（蝶形花科）植物大豆*Glycine max* (L.) Merr. 成熟种子的发酵加工品。栽培为主，产于全国各地，主产于东北、华北。

性味功用

辛，苦，凉。用于感冒，寒热头痛，烦躁胸闷，虚烦不眠。6~12g。

速认指南

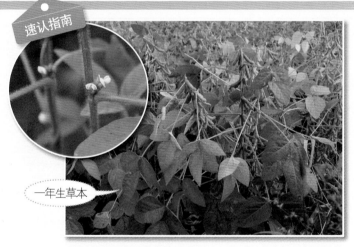

一年生草本

叶 3出复叶；小叶卵形、长卵形或狭卵形，两侧的小叶通常为狭卵形，全缘，两面均被黄色或白色硬毛。

花 总状花序短，腋生，有2~10朵花；花萼绿色，钟状，先端5齿裂；花冠蝶形，白色，淡红色或紫色；雄蕊10，9枚联合1枚离生。花期6~7月。

果 荚果带状矩形，密生长硬毛。果期7~9月。

谷精草 Gujingcao

疏散风热，明目退翳

来源产地

为谷精草科植物谷精草*Eriocaulon buergerianum* Koern.的干燥带花茎的头状花序。生于湖沼地、溪沟、田边潮湿处。主产于浙江、湖北、江苏。

性味功用

辛、甘、平。用于风热目赤，肿痛羞明，眼生翳膜，风热头痛。5～10g。

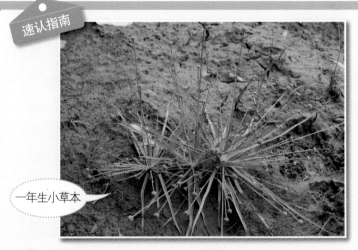

速认指南

一年生小草本

叶　叶基部簇生，长披针状线形，先端稍钝，有13～17条纵脉，亦有横脉。

花　花茎多数，长短不一；头状花序近半球形，直径4～6mm，总苞片宽倒卵形或近圆形；雄花少数，生于花托中央，有短花梗，雄蕊6，花药黑色；雌花多数，生于花序周围。花期6～8月。

果　蒴果。果期8～11月。

知母 Zhimu

清热泻火，滋阴润燥

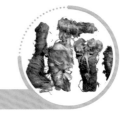

来源产地

为百合科植物知母 *Anemarrhena asphodeloides* Bge. 的干燥根茎。生于山坡、干燥丘陵或草原地带。有栽培。主产于河北、山西、内蒙古和北京。

性味功用

苦、甘，寒。用于外感热病，高热烦渴，肺热燥咳，骨蒸潮热，内热消渴，肠燥便秘。6～12g。

速认指南

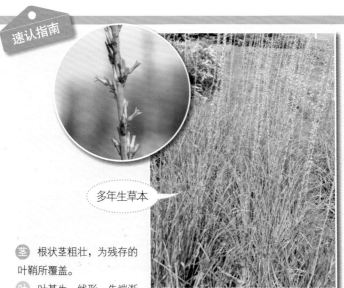

多年生草本

茎 根状茎粗壮，为残存的叶鞘所覆盖。

叶 叶基生，线形，先端渐尖，基部渐窄而成鞘状，平行叶脉，中脉不明显。

花 花葶比叶长得多；花排成总状花序；苞片小，卵形或卵圆形；花为粉红色、淡紫色至白色；花被片线形，中央具3脉，宿存。花期5～7月。

果 蒴果。果期7～9月。

37

芦根 Lugen

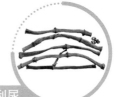

清热泻火，生津止渴，除烦，止呕，利尿

来源产地

为禾本科植物芦苇*Phragmites communis Trin.*的新鲜或干燥根茎。生于湿地、河边、湖边等。主产于安徽、江苏、浙江、湖北等地。

性味功用

甘，寒。用于热病烦渴，肺热咳嗽，肺痈吐脓，胃热呕哕，热淋涩痛。15～30g。

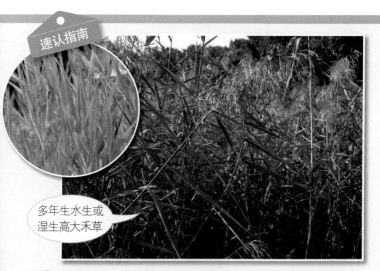

速认指南

多年生水生或湿生高大禾草

叶　叶鞘圆筒形；叶舌有毛；叶片长15～45cm。

花　圆锥花序顶生，疏散；小穗通常含4～7花，长12-16mm；颖具3脉，第一颖长3～7mm，第二颖长5～11mm；第一花通常为雄性，外稃长8～15mm，内稃长3～4mm。花期7～11月。

果　颖果，长圆形。果期7～11月。

栀子 Zhizi

泻火除烦，清热利湿，凉血解毒；
外用消肿止痛

来源产地

为茜草科植物栀子*Gardenia jasminoides* Ellis的干燥成熟果实。生于温暖地区的山坡森林中，多为栽培。主产于湖南、四川、江西。

性味功用

苦，寒。用于热病心烦，湿热黄疸，淋证涩痛，血热吐衄，目赤肿痛，火毒疮疡；外治扭挫伤痛。6～10g。

速认指南

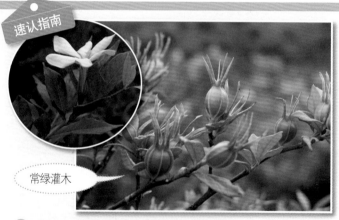

常绿灌木

叶 叶对生，稀3叶轮生；托叶2片，通常连合成鞘包围小枝；叶革质，椭圆形，阔倒披针形或倒卵形，先端急尖或渐尖，钝头，基部楔形，全缘。

花 花大，极芳香，花萼绿色，先端裂片窄条形；花冠白色，后变乳黄色，高脚碟状，基部合生成筒，上部6～7裂，旋转排列；雄蕊与花冠裂片同数；雌蕊1。花期3～7月。

果 果大，外果皮上具6～8条肉质翅状纵棱。果期5月至次年2月。

天花粉

Tianhuafen

（附：瓜蒌、瓜蒌子、瓜蒌皮）

清热泻火，生津止渴，消肿排脓

来源产地

天花粉为葫芦科植物栝楼*Trichosanthes kirilowii* Maxim. 或双边栝楼*Trichosanthes rosthornii* Harms的干燥根。生于山坡疏林或路边灌丛中，栽培为主。栝楼主产于河南、河北、山东，双边栝楼主产于四川。

性味功用

甘、微苦，微寒。用于热病烦渴，肺热燥咳，内热消渴，疮疡肿毒。10~15g。孕妇慎用；不宜与川乌、制川乌、草乌、制草乌、附子同用。

速认指南

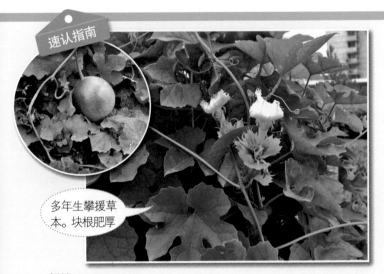

多年生攀援草本。块根肥厚

栝楼

叶 近圆形，常掌状3~7中裂或浅裂，裂片长圆形或长圆状披针形，边缘有较大的疏齿或缺刻状，表面散生微硬毛。

花 单性，雌雄异株；雄花3~8朵，有时具单花；雌花单生；苞片倒卵形或宽卵形，边缘有齿；花萼5裂；花冠白色，顶端和边缘分裂成流苏状。花期7~8月。

果 果卵圆形至近球形；种子长椭圆形，长约1.5cm。果期9~10月。

双边栝楼

基本特征同上，主要鉴别点为叶3~7深裂，通常5深裂，几达基部，裂片线状披针形、披针形至倒披针形。种子卵状椭圆形，长1.5~2.2cm，褐色，具明显的棱线。

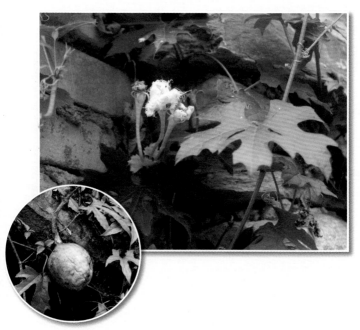

附 瓜蒌、瓜蒌子、瓜蒌皮分别为栝楼或双边栝楼的干燥成熟果实、种子、果皮。

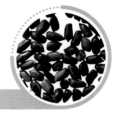

决明子
Juemingzi

清热明目，润肠通便

来源产地

为豆科（云实科）植物决明*Cassia obtusifolia* L.或小决明*Cassia tora* L.的干燥成熟种子。决明栽培为主，全国各地均产。小决明为野生或半野生，主产于广西、云南等地。

性味功用

苦、甘、咸，微寒。用于目赤涩痛，羞明多泪，头痛眩晕，目暗不明，大便秘结。9～15g。

速认指南

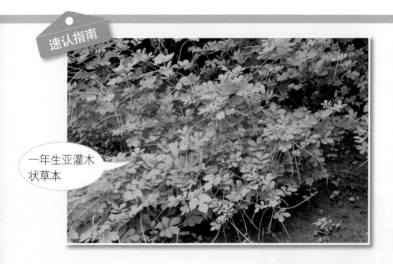

一年生亚灌木状草本

决明

叶 偶数羽状复叶，叶柄无腺体，在叶柄顶端1对小叶之间的叶轴上有1钻形腺体；小叶6枚，倒卵形或倒卵状长圆形，先端圆形，基部楔形，幼时疏生柔毛。

花 花通常2朵生于叶腋；萼片5；花瓣倒卵形或椭圆形，基部有短爪，黄色；雄蕊10，上面3枚退化；子房具柄，被毛。花期 7~8 月。

果 荚果直，细长。果期9月。

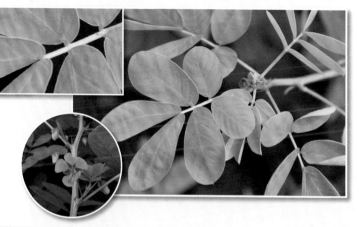

小决明

基本特征同上，主要鉴别点为叶轴在每对小叶间有一棍棒状腺体。

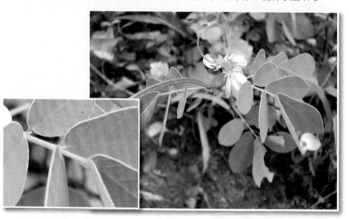

夏枯草 Xiakucao

清肝泻火，明目，散结消肿

来源产地

为唇形科植物夏枯草*Prunella vulgaris* L.的干燥果穗。生于荒地、路旁及山坡草丛中。多栽培。主产于河南、安徽、浙江、江苏、湖南。

性味功用

苦、辛，寒。用于目赤肿痛，目珠夜痛，头痛眩晕，瘰疬，瘿瘤，乳痈，乳癖，乳房胀痛。9~15g。

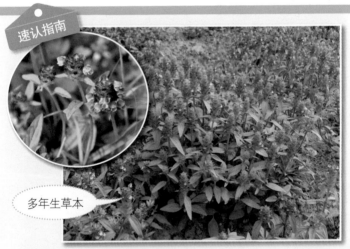

速认指南

多年生草本

叶 茎叶对生，卵状长圆形或卵圆形，大小不等，先端钝，基部下延至叶柄成狭翅，边缘具不明显的波状齿或几乎全缘。

花 轮伞花序顶生，集成穗状；苞片宽心形；花萼唇形；花冠紫色、蓝紫色或红紫色，唇形，上唇帽形，2裂，下唇较平展，3裂，边缘内卷。花期4~6月。

果 小坚果4。果期7~10月。

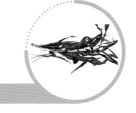

淡竹叶 Danzhuye

涌吐痰涎，截疟

来源产地

为禾本科植物淡竹叶*Lophatherum gracile* Brongn.的干燥茎叶。生于林下及沟边潮湿处。主产于浙江、安徽、湖南、四川等地。

性味功用

甘、淡，寒。用于热病烦渴，小便短赤涩痛，口舌生疮。6~10g。

速认指南

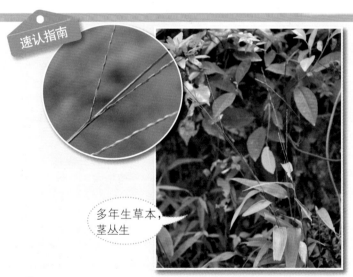

多年生草本，茎丛生

叶 叶互生，广披针形，先端渐尖，基部窄缩成柄状，全缘，两面无毛或有小刺毛；叶舌短小，质硬，有缘毛。

花 圆锥花序顶生，分枝较少；小穗条状披针形，具极短柄，排列稍偏于穗的一侧，脱节于颖下；不育外稃互相紧包并渐狭小，其顶端具长1~2mm的短芒成束而似羽冠。花期7~9月。果期10月。

穿心莲 Chuanxinlian

清热解毒，凉血，消肿

来源产地

为爵床科植物穿心莲*Andrographis paniculata* (Burm. f.) Nees的干燥地上部分。栽培为主。主产于广东、福建。

性味功用

苦，寒。用于感冒发热，咽喉肿痛，口舌生疮，顿咳劳嗽，泄泻痢疾，热淋涩痛，痈肿疮疡，蛇虫咬伤。6~9g。外用适量。

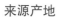

速认指南

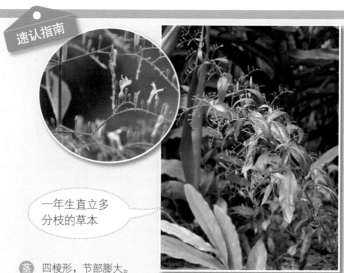

一年生直立多分枝的草本

茎 四棱形，节部膨大。

叶 叶卵状长圆形或长圆状披针形，两面无毛。

花 总状花序顶生或腋生，集成大型的圆锥花序；花萼裂片为三角状披针形，被腺毛和微毛；花冠淡紫色或白色，二唇形，上唇微2裂，下唇3深裂，在下唇内侧常带紫色斑纹；雄蕊2，花药2室。花期9月。

果 蒴果扁，中有1沟。果期10月。

青葙子 Qingxiangzi

收敛止血，止带，止痢

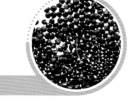

来源产地

为苋科植物青葙*Celosia argentea* L.的干燥成熟种子。生于坡地、路旁干燥向阳处。全国大部分地区均产。

性味功用

苦，微寒。清肝泻火，明目退翳。用于肝热目赤，目生翳膜，视物昏花，肝火眩晕。9～15g。本品有扩散瞳孔作用，青光眼患者忌用。

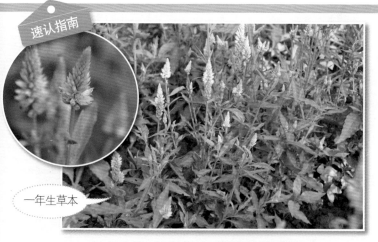

速认指南

一年生草本

叶 叶片披针形或椭圆状披针形，顶端急尖或渐尖，基部渐狭。

花 花多数，密生，在茎端或枝端成单一无分枝的塔状、圆柱状或穗状花序；苞片和小苞片白色，顶端渐尖，延长成细芒；花被片长圆状披针形；雄蕊5；花药紫红色；花柱细长，紫红色。 花期5～8月。

果 胞果卵形或近球形，包于宿存的花被内。果期6～10月。

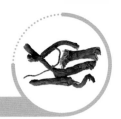

苦参 Kushen

清热燥湿，杀虫，利尿

清热药·清热燥湿

来源产地

为豆科（蝶形花科）植物苦参 *Sophora flavescens* Ait. 的干燥根。生于山地、平原、沙质地。全国各地均产。

性味功用

苦，寒。用于热痢，便血，黄疸尿闭，赤白带下，阴肿阴痒，湿疹，湿疮，皮肤瘙痒，疥癣麻风；外用于滴虫阴道炎。4.5～9g。

速认指南

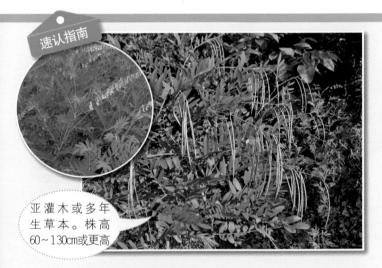

亚灌木或多年生草本。株高60～130cm或更高

叶　奇数羽状复叶，有小叶15～25；小叶线状披针形或窄卵形，先端渐尖，基部圆形，下面有伏柔毛。

花　总状花序，顶生；花黄白色；萼具5短齿，有短伏毛；旗瓣匙形，翼瓣无耳。花期6～7月。

果　荚果圆柱形，呈不明显的念珠状。果期8～9月。

黄芩 Huangqin

清热燥湿，泻火解毒，止血，安胎

来源产地

为唇形科植物黄芩*Scutellaria baicalensis* Georgi的干燥根。生于向阳的干燥山坡、路边、草地等。栽培为主。主产于内蒙古、河北、山西。

性味功用

苦，寒。用于湿温、暑温，胸闷呕恶，湿热痞满，泻痢，黄疸，肺热咳嗽，高热烦渴，血热吐衄，痈肿疮毒，胎动不安。3～10g。

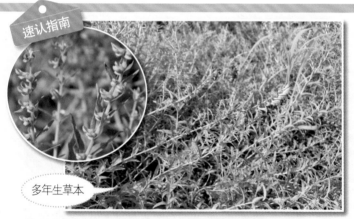

速认指南

多年生草本

叶 叶披针形或条状披针形，先端钝或稍尖，基部圆形，全缘，下面密被下陷的腺点。

花 花序顶生，总状，常于茎顶聚成圆锥状，花萼果时增大；花冠紫色、紫红色或蓝色，二唇形，上唇盔状，先端微裂，下唇3裂；雄蕊4；子房4裂；花盘环状。花期7～8月。

果 小坚果，卵圆形。果期8～9月。

黄连 Huanglian

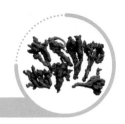

清热燥湿，泻火解毒

来源产地

为毛茛科植物黄连*Coptis chinensis* Franch.、三角叶黄连*Coptis deltoidea* C. Y. Cheng et Hsiao或云连*Coptis teeta* Wall.的干燥根茎。以上三种分别习称"味连"、"雅连"、"云连"。黄连及三角叶黄连以栽培为主，少量野生，主产于四川、湖北等地。三角叶黄连主产于四川。云连生于常绿阔叶林下，少量栽培，主产于云南。

性味功用

苦，寒。用于湿热痞满，呕吐吞酸，泻痢，黄疸，高热神昏，心火亢盛，心烦不寐，心悸不宁，血热吐衄，目赤，牙痛，消渴，痈肿疔疮；外治湿疹，湿疮，耳道流脓。酒黄连善清上焦火热；用于目赤，口疮。姜黄连清胃和胃止呕；用于寒热互结，湿热中阻，痞满呕吐。萸黄连舒肝和胃止呕；用于肝胃不和，呕吐吞酸。2～5g。外用适量。

速认指南

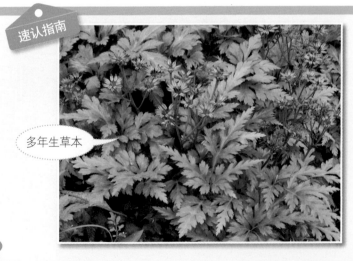

多年生草本

黄连

根茎 细长，多分枝，黄色

叶 叶基生，3全裂；中裂片具长柄，卵状菱形，羽状深裂，边缘具尖锯齿。

花 二歧或多歧聚伞花序，花3~8；苞片3，披针形，羽状裂；小苞片圆形，比苞片少；萼片5，黄绿色，狭卵形；花瓣线形或披针形，顶端尖；雄蕊多数；心皮8~12，离生，具短梗。花期2~4月。

果 蓇葖果。果期5~6月。

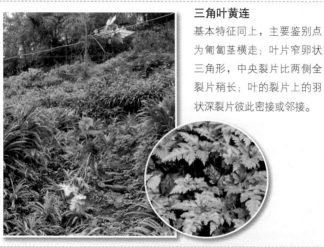

三角叶黄连

基本特征同上，主要鉴别点为匍匐茎横走；叶片窄卵状三角形，中央裂片比两侧全裂片稍长；叶的裂片上的羽状深裂片彼此密接或邻接。

云连

基本特征同上，主要鉴别点为根状茎较少分枝；叶片窄卵状三角形，中央裂片比两侧全裂片稍长；叶的裂片上的羽状深裂片的间距稀疏。

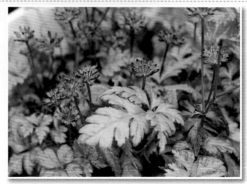

黄柏 Huangbo

清热燥湿，泻火除蒸，解毒疗疮

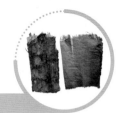

来源产地

为芸香科植物黄皮树 *Phellodendron chinense* Schneid.的干燥树皮。习称"川黄柏"。栽培为主。主产于四川、贵州、陕西、湖北、云南等地。

性味功用

苦，寒。用于湿热泻痢，黄疸尿赤，带下阴痒，热淋涩痛，脚气痿躄，骨蒸劳热，盗汗，遗精，疮疡肿毒，湿疹湿疮。盐黄柏滋阴降火；用于阴虚火旺，盗汗骨蒸。3~12g；外用适量。

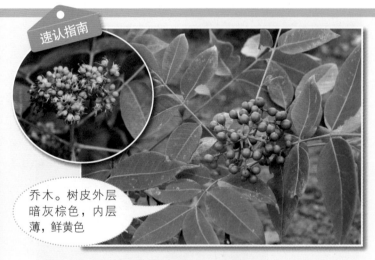

速认指南

乔木。树皮外层暗灰棕色，内层薄，鲜黄色

叶 奇数羽状复叶，对生；小叶7~15，有短柄，长圆状披针形至长圆状卵形，长9~15cm，先端渐尖，基部宽楔形或圆形，全缘，下面有长柔毛。

花 花序圆锥状；花小，5数，雌雄异株。花期5~6月。

果 核果，球形，熟时紫黑色。果期10月。

龙胆 Longdan

清热燥湿，泻肝胆火

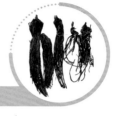

来源产地

为龙胆科植物条叶龙胆*Gentiana manshurica* Kitag.、龙胆*Gentiana scabra* Bge.、三花龙胆*Gentiana triflora* Pall.或滇龙胆*Gentiana rigescens* Franch.的干燥根和根茎。生于山坡草丛、山谷、灌丛或林间。条叶龙胆以野生为主，主产于东北、内蒙古、江苏、浙江、安徽。龙胆以栽培为主，主产于东北和内蒙古。三花龙胆野生，主产于东北和内蒙古。滇龙胆野生，主产于云南、贵州、四川等地。

性味功用

苦，寒。用于湿热黄疸，阴肿阴痒，带下，湿疹瘙痒，肝火目赤，耳鸣耳聋，胁痛口苦，强中，惊风抽搐。3~6g。

速认指南

多年生草本

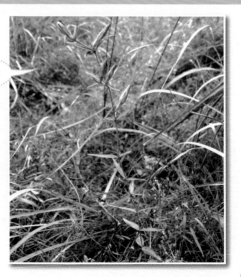

条叶龙胆

叶　茎下中、上部叶线状披针形至线形，基部渐狭或钝，边缘微外卷，平滑，先端渐尖或急尖，叶脉1~3条。

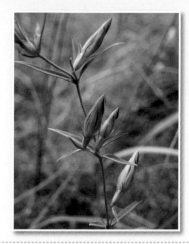

花 花1~3朵，顶生，或偶见腋生；无花梗或具短梗；花萼裂片线形或线状披针形，先端急尖，边缘微外卷；花冠蓝紫色或紫色，筒状钟形，裂片卵状三角形，先端渐尖，全缘。花期8~11月。

果 蒴果宽椭圆形。果期8~11月。

龙胆

基本特征同上，主要鉴别点为茎下部叶鳞片形，长4~6mm；中部叶无柄，卵形或卵状披针形至线状披针形，边缘微外卷，粗糙。花一至多数，簇生枝顶和叶腋；花冠蓝紫色。

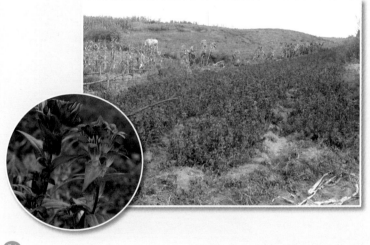

三花龙胆

基本特征同上，主要鉴别点为茎下部叶淡紫红色，长1～1.2cm；茎中部叶线状披针形至线形，边缘微外卷，平滑；花多数，簇生枝顶及叶腋；花冠蓝紫色。

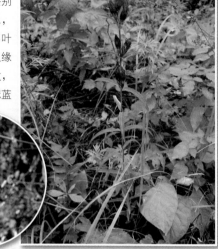

滇龙胆

基本特征同上，主要鉴别点为茎生叶7～15对，下部2～3对小，鳞片形，其余叶卵状矩圆形、倒卵形或卵形。花3～10，簇生枝端呈头状，稀腋生或簇生小枝顶端；花冠紫红色。

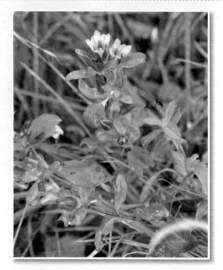

秦皮 Qinpi

清热燥湿，收涩止痢，止带，明目

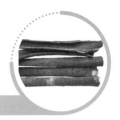

来源产地

为木犀科植物苦枥白蜡树*Fraxinus rhynchophylla* Hance、白蜡树*Fraxinus chinensis* Roxb.或宿柱白蜡树*Fraxinus stylosa* Lingelsh.的干燥枝皮或干皮。生于山间向阳路旁、坡地阴湿处，亦可栽培。苦枥白蜡树主产于辽宁、吉林。白蜡树主产于四川。宿柱白蜡树主产于陕西。

性味功用

苦、涩，寒。用于湿热泻痢，赤白带下，目赤肿痛，目生翳膜。6~12g。外用适量，煎洗患处。

速认指南

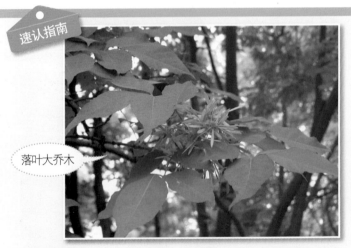

落叶大乔木

苦枥白蜡树

叶 单数羽状复叶；小叶5~7枚，小叶阔卵形、倒卵形或卵状披针形，宽5~8cm；营养枝的小叶较宽大，先端尖，基部钝圆，阔楔形至心形；叶缘呈不规则粗锯齿，有时也呈波状。

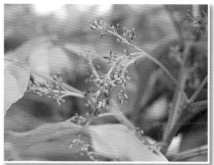

花 圆锥花序顶生或腋生当年生枝梢；雄花与两性花异株；花萼浅杯状，无花冠；两性花具雄蕊2，花丝极短；雌蕊具短花柱；雄花花萼小，花丝细长。花期4~5月。

果 翅果线形。果期9~10月。

白蜡树

基本特征同上，主要鉴别点为小叶卵形或披针形，宽2~4（~6）cm，叶缘具整齐锯齿。

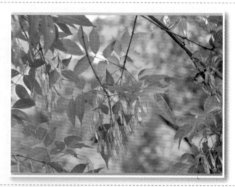

宿柱白蜡树

基本特征同上，主要鉴别点为小叶3~5；小叶片卵状披针形或宽披针形，宽0.8~2cm，边缘有细锯齿。

白鲜皮 Baixianpi

清热燥湿、祛风解毒

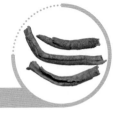

来源产地

为芸香科植物白鲜*Dictamnus dasycarpus* Turcz.的干燥根皮。生于山阳坡疏林或灌木丛中，开阔的多石山坡及平原草地。主产于辽宁、吉林、河北、山东。

性味功用

苦，寒。用于湿热疮毒，黄水疮，湿疹，风疹，疥癣疮癞，风湿热痹，黄疸尿赤。5～10g。

速认指南

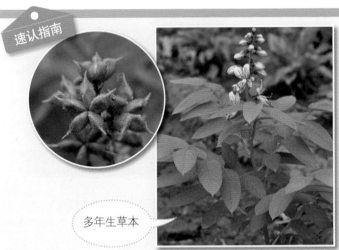

多年生草本

叶 叶片具小叶9～13片；叶轴有狭翼；小叶片卵状椭圆形至椭圆形，侧生小叶互生，无柄，顶生小叶有短柄，边缘具细锯齿。

花 花序、花、果实均密被不透明的黑棕色球形或椭圆形、有柄或无柄腺体；复总状花序；花瓣淡红色或白色，带淡红紫色的脉纹；雄蕊伸出花冠。花期5月。

果 蒴果。果期8～9月。

关黄柏 Guanhuangbo

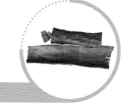

清热燥湿，泻火除蒸，解毒疗疮

来源产地

为芸香科植物黄檗 *Phellodendron amurense* Rupr.的干燥树皮。生于杂木林或山间河谷，也有栽培。主产于辽宁、吉林、河北。

性味功用

苦，寒。用于湿热泻痢，黄疸尿赤，带下阴痒，热淋涩痛，脚气痿躄，骨蒸劳热，盗汗，遗精，疮疡肿毒，湿疹湿疮。盐关黄柏滋阴降火。用于阴虚火旺，盗汗骨蒸。3~12g。外用适量。

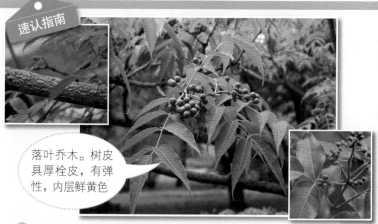

速认指南

落叶乔木。树皮具厚栓皮，有弹性，内层鲜黄色

叶 单数羽状复叶对生；小叶5~13，叶片长圆状披针形、卵状披针形或近卵形。

花 聚伞形圆锥花序顶生；花单性，雌雄异株；萼片5；花瓣5，长圆形，黄白色；雄花的雄蕊5；花丝线形；雌花退化雄蕊鳞片状，子房倒卵形，有短柄。花期5~6月。

果 浆果状核果圆球形。果期9~10月。

生地黄 Shengdihuang

清热凉血，养阴生津

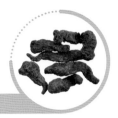

来源产地

为玄参科植物地黄*Rehmannia glutinosa* Libosch.的干燥块根。栽培。主产于河南、山西、河北。

性味功用

甘，寒。用于热入营血，温毒发斑，吐血衄血，热病伤阴，舌绛烦渴，津伤便秘，阴虚发热，骨蒸劳热，内热消渴。10～15g。

速认指南

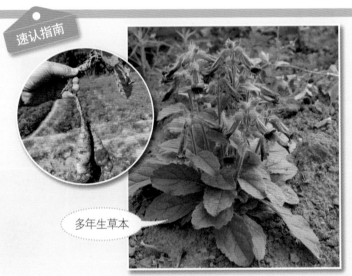

多年生草本

叶 叶对生，最上部叶有时互生，卵形至卵状披针形，先端渐尖，基部楔形、圆形或心形，边缘具细锯齿，稀为重锯齿。

花 圆锥花序大而疏散；被腺毛；花萼5深裂，裂片卵圆形；花冠褐紫色，上唇长于下唇；雄蕊4，略短于下唇，退化雄蕊近圆形。花期7～8月。

果 蒴果。

玄参 Xuanshen

清热凉血，滋阴降火，解毒散结

来源产地

为玄参科植物玄参*Scrophularia ningpoensis* Hemsl. 的干燥根。多栽培。主产于浙江、四川、重庆、湖南、湖北、河南。

性味功用

甘、苦、咸，微寒。用于热入营血，温毒发斑，热病伤阴，舌绛烦渴，津伤便秘，骨蒸劳嗽，目赤，咽痛，白喉，瘰疬，痈肿疮毒。9~15g。不宜与藜芦同用。

速认指南

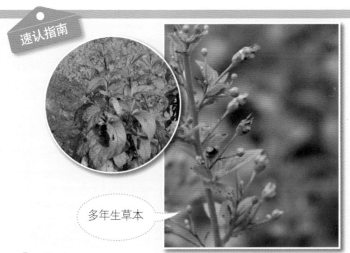

多年生草本

🍃 **叶** 茎下部叶对生，上部的叶有时互生，叶片卵形或卵状椭圆形，先端尖，边缘具细锯齿。

🌸 **花** 聚伞花序疏散开展，呈圆锥状；花萼5裂；花冠暗紫色，管部斜壶状，顶端5裂，上面2裂片较长而大，侧面2裂片次之，下面1片裂片最小；能育雄蕊4枚，退化雄蕊1枚；子房上位。花期 7~8月。

🥭 **果** 蒴果卵形。果期8~9月。

牡丹皮 Mudanpi

清热凉血，活血化瘀

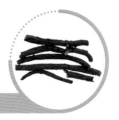

来源产地

为毛茛科（芍药科）植物牡丹Paeonia suffruticosa Andr.的干燥根皮。多栽培。主产于安徽、四川、湖南、河南、山东。

性味功用

苦、辛，微寒。用于热入营血，温毒发斑，吐血衄血，夜热早凉，无汗骨蒸，经闭痛经，跌仆伤痛，痈肿疮毒。6～12g，孕妇慎用。

速认指南

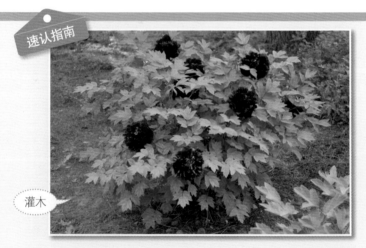

灌木

叶 叶2回3出复叶；顶生小叶宽卵形，3裂至中部；侧生小叶狭卵形或长圆状卵形，具不等的2～3浅裂或不裂，近无柄。

花 花单生枝顶；萼片5，绿色；花瓣5，常为重瓣，顶端呈不规则波状；雄蕊多数；花盘革质，杯状，紫红色；心皮5，密生柔毛。花期5～6月。

果 蓇葖果，长圆形。果期6月。

赤芍 Chishao

清热凉血，散瘀止痛

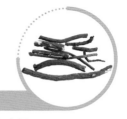

来源产地

为毛茛科（芍药科）植物芍药 *Paeonia lactiflora Pall.*或川赤芍 *Paeonia veitchii Lynch*的干燥根。川赤芍生于海拔1800～3900m的山坡林下、林缘、灌丛或草坡中。主产于四川。

性味功用

苦，微寒。用于热入营血，温毒发斑，吐血衄血，目赤肿痛，肝郁胁痛，经闭痛经，癥瘕腹痛，跌仆损伤，痈肿疮痛。6～12g。不宜与藜芦同用。

速认指南

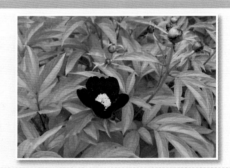

芍药

参见"白芍"项。

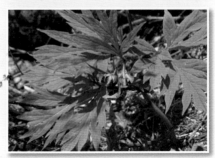

川赤芍

基本特征同芍药，主要鉴别点为叶常羽状深裂，小裂片条状披针形或披针形，宽0.6～1.8cm，先端急尖或锐尖。花(1～)2～4朵顶生或腋生。花期4～6月。果期8～9月。

紫草
Zicao

清热凉血，活血解毒，透疹消斑

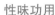

来源产地

为紫草科植物新疆紫草*Arnebia euchroma* (Royle) Johnst.或内蒙紫草*Arnebia guttata* Bunge的干燥根。生于砾石山坡、洪积扇、草地及草甸等处。新疆紫草主产于新疆。内蒙紫草主产于内蒙古。

性味功用

甘、咸，寒。用于血热毒盛，斑疹紫黑，麻疹不透，疮疡，湿疹，水火烫伤。5~10g。外用适量，熬膏或用植物油浸泡涂擦。

速认指南

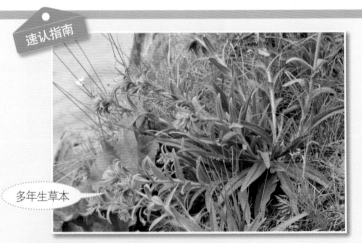

多年生草本

新疆紫草

茎 直立，仅上部花序分枝。

叶 叶无柄，两面均疏生半贴状的硬毛；基生叶线形至线状披针形，先端短渐尖，基部扩展成鞘状；茎生叶披针形至线状披针形，较小，无鞘状基部。

花 镰状聚伞花序顶生；苞片披针形；花萼裂片线形；花冠筒状钟形，深紫色，有时淡黄色带紫红色，檐部裂片卵形，开展。花期6~8月。

果 小坚果宽卵形，黑褐色。果期6~8月。

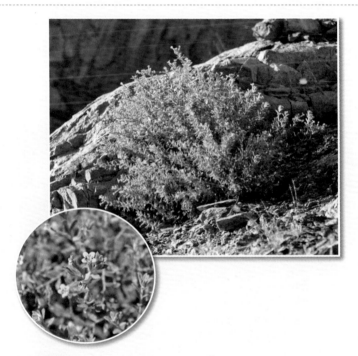

内蒙紫草

基本特征同上，主要鉴别点为茎多分枝；叶两面密生具基盘的白色长硬毛；花冠黄色，筒状钟形，檐部裂片常有紫色斑点。

金银花 Jinyinhua （忍冬藤）

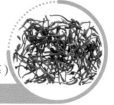

清热解毒，疏散风热

来源产地

金银花为忍冬科植物忍冬Lonicera japonica Thunb.的干燥花蕾或带初开的花。生于山坡灌丛、疏林中、乱石堆、田埂、路旁。以栽培为主。主产于山东、河南。

性味功用

甘，寒。用于痈肿疔疮，喉痹，丹毒，热毒血痢，风热感冒，温病发热。6～15g。

速认指南

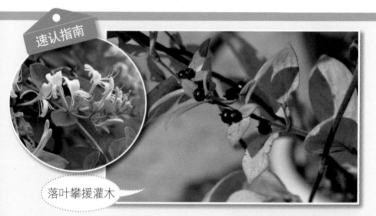

落叶攀援灌木

叶 叶宽披针形至卵状椭圆形，长3～8cm，幼时两面被毛。

花 花成对生于叶腋；苞片叶状，边缘具纤毛；萼筒无毛，5裂；花冠二唇形，长3～4cm，先白色略带紫色后变黄色，外面被柔毛和腺毛；上唇具4裂片，直立；下唇反转；雄蕊5，和花柱均稍长于花冠。花期6～8月。

果 浆果，球形，黑色。果期8～10月。

附 忍冬藤为忍冬的干燥茎枝。

连翘 Lianqiao

清热解毒，消肿散结，疏散风热

来源产地

为木犀科植物连翘*Forsythia suspense*（Thunb.）Vahl的干燥果实。生于山坡灌丛，山谷疏林或草丛。现多栽培。主产于山西、河南、陕西等地。

性味功用

苦，微寒。用于痈疽，瘰疬，乳痈，丹毒，风热感冒，温病初起，温热入营，高热烦渴，神昏发斑，热淋涩痛。6~15g。

速认指南

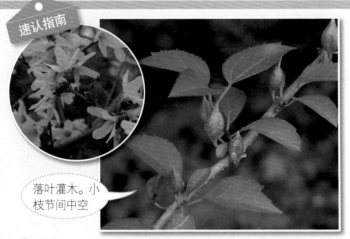

落叶灌木。小枝节间中空

叶 叶通常为单叶，或3裂至3出复叶；叶片卵形、宽卵形或椭圆状卵形，先端锐尖，基部圆形或宽楔形，叶缘除基部外具锐锯齿或粗锯齿。

花 花先叶开放，常单生或二至数朵着生于叶腋；花冠黄色，裂片4，花冠管内有橘红色条纹；雄蕊2；花柱细长。花期3~5月。

果 蒴果狭卵形。果期7~9月。

紫花地丁

Zihuadiding

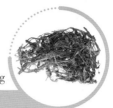

清热解毒，凉血消肿

来源产地

为堇菜科植物紫花地丁*Viola yedoensis* Makino的干燥全草。生于路边、林缘、草地、灌丛、荒地。主产于江苏、安徽、浙江、陕西、上海。

性味功用

苦、辛，寒。用于疔疮肿毒，痈疽发背，丹毒，毒蛇咬伤。15～30g。

速认指南

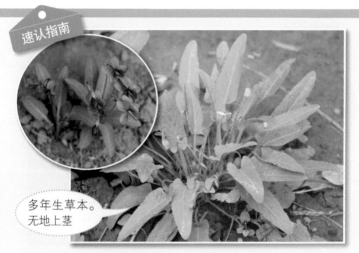

多年生草本。无地上茎

叶 叶片舌形、长圆形或长圆状披针形，先端钝，叶基截形或楔形，叶缘具圆齿，中上部尤为明显；果期叶大，基部常成微心形。

花 小苞片生于花梗的中部；萼片5，卵状披针形；花瓣5，紫堇色或紫色，侧瓣无须毛或稍有须毛，下瓣连距长14～18cm，距细，长4～6mm；子房无毛，花柱基部膝曲。花期4月中旬至8月。

果 蒴果，长圆形。果期4月中旬至8月。

半枝莲 Banzhilian

清热解毒，化瘀利尿

来源产地

为唇形科植物半枝莲*Scutellaria barbata* D. Don的干燥全草。栽培或野生于水田边、路沟旁及潮湿的阴坡、荒地。主产于江苏、浙江、福建、河南。

性味功用

辛、苦，寒。用于疗疮肿毒，咽喉肿痛，跌仆伤痛，水肿，黄疸，蛇虫咬伤。15～30 g。

速认指南

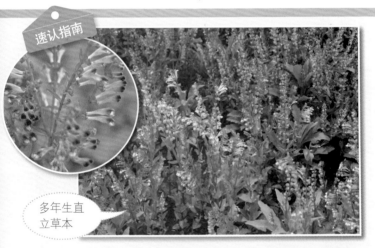

多年生直立草本

叶 叶交互对生，叶片三角状长卵形至披针形，顶端略钝，边缘具疏钝齿，基部截形。

花 花顶生于茎及分枝的上部，每轮有花两朵，并生，集成偏一侧的总状花序；花萼紫色；花冠蓝紫色，外面密被长柔毛，内面无毛；雄蕊4，2强；柱头2裂。花期 5～10月。

果 果实成熟时上萼筒开裂而脱落，下萼筒宿存。果期6～11月。

蒲公英 Pugongying

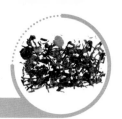

清热解毒，消肿散结，利尿通淋

来源产地

为菊科植物蒲公英*Taraxacum mongolicum* Hand.-Mazz.、碱地蒲公英*Taraxacum borealisinense* Kitam. 或同属种植物的干燥全草。生长于山坡、草地、路旁、河岸沙地及田野。全国各地均产，多自产自销。

性味功用

甘、苦，寒。用于疗疮肿毒，乳痈，瘰疬，目赤，咽痛，肺痈，肠痈，湿热黄疸，热淋涩痛。10~15g。

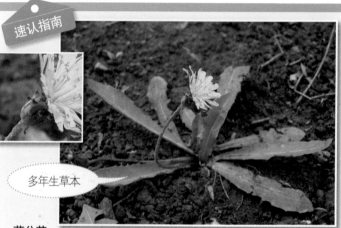

多年生草本

蒲公英

叶 叶长圆状倒披针形或倒披针形，逆向羽状分裂，侧裂片4~5对，长圆状披针形或三角形，具齿，顶裂片较大，戟状长圆形。

花 花葶数个，与叶近等长；头状花序单一，总苞淡绿色，外层总苞片顶端有或无小角状突起，内层苞片顶端具小角状突起；舌状花黄色，长1.5~1.7mm。花期3~6月。

果 瘦果，褐色，全部有刺状突起，喙长6~8mm。果期 3~6月。

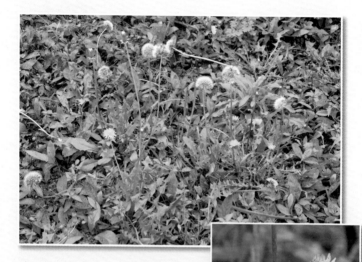

碱地蒲公英

基本特征同上，主要鉴别点为其总苞片为无角状突起。

大青叶

Daqingye

（附：板蓝根、青黛）

清热解毒，凉血消斑

来源产地

大青叶为十字花科植物菘蓝*Isatis indigotica* Fort.的干燥叶。多栽培。主产于安徽、河北、江苏等地。

性味功用

苦，寒。用于温病高热，神昏，发斑发疹，痄腮，喉痹，丹毒，痈肿。9～15g。

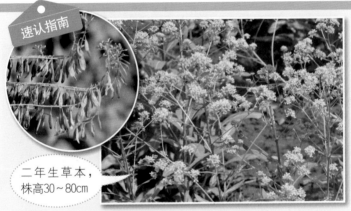

速认指南

二年生草本，株高30～80cm

根茎　主根圆柱形，灰黄色；茎直立，上部多分枝。

叶　基生叶莲座丛状，倒卵形至长圆状倒披针形，通常全缘，少有呈啮蚀状，蓝绿色，有长柄；茎生叶长圆形至长圆状披针形，基部箭形，抱茎，全缘或稍有不明显锯齿。

花　总状花序呈圆锥状，疏松；花黄色，花瓣倒披针形，具细长爪；雄蕊6。花期4~6月。

果　短角果，不开裂，长圆形。果期 4~6月。

附　板蓝根为菘蓝的干燥根，青黛为菘蓝的叶或茎叶经加工制得的干燥粉末、团块或颗粒。

鱼腥草 Yuxingcao

清热解毒，消痈排脓，利尿通淋

来源产地

为三白草科植物蕺菜*Houttuynia cordata* Thunb.的新鲜全草或干燥地上部分。生于沟边、塘边、田埂或林下湿地。野生或栽培。主产于江苏、浙江、江西、安徽、四川等地。

性味功用

辛，微寒。用于肺痈吐脓，痰热喘咳，热痢，热淋，痈肿疮毒。15～25g，不宜久煎。外用适量，捣敷或煎汤熏洗患处。

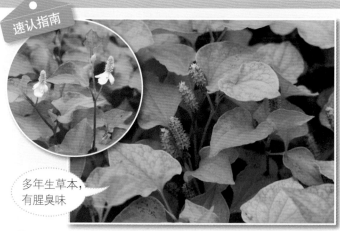

速认指南

多年生草本，有腥臭味

叶 叶互生，心形或宽卵形，有细腺点，两面脉上有柔毛，下面常紫色；托叶膜质，条形，下部常与叶柄合生成鞘状。

花 穗状花序生于茎上端，与叶对生，基部有4片白色花瓣状苞片；花小，两性，无花被；雄蕊3，花丝下部与子房合生；雌蕊由3个下部合生的心皮组成，花柱分离。花期5~7月。

果 蒴果顶端开裂。果期7~10月。

马齿苋 Machixian

清热解毒，凉血止血，止痢

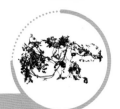

来源产地

为马齿苋科植物马齿苋*Portulaca oleracea* L.的干燥地上部分。生于田野、路旁及荒地。全国大部分地区自产自销。

性味功用

酸，寒。用于热毒血痢，痈肿疔疮，湿疹，丹毒，蛇虫咬伤，便血，痔血，崩漏下血。9～15g。外用适量捣敷患处。

速认指南

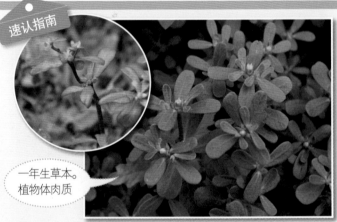

一年生草本。植物体肉质

茎 多分枝，平卧地面。

叶 单叶，互生，有时为对生，扁倒卵形，先端钝圆或截形，全缘，肉质，光滑，无毛。

花 花3～8朵，黄色，顶生枝端；总苞片4～5，三角状卵形，先端具细尖；萼片2，绿色；花瓣5，倒卵状长圆形，具凹头；雄蕊8～12，基部合生；花柱单1，柱头5裂，花柱连同柱头长于雄蕊。花期5～8月。

果 蒴果盖裂。果期7～9月。

白蔹 Bailian

清热解毒，消痈散结，敛疮生肌

来源产地

为葡萄科植物白蔹 *Ampelopsis japonica*（Thunb.）Makino 的干燥块根。生于荒山灌木丛中。主产于河南、安徽、江西、湖北。

性味功用

苦，微寒。用于痈疽发背，疔疮，瘰疬，烧烫伤。5～10g。不宜与川乌、制川乌、草乌、制草乌、附子同用。

速认指南

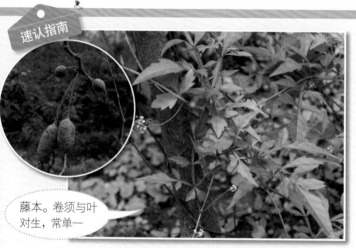

藤本。卷须与叶对生，常单一

叶 叶为掌状复叶；小叶3～5，一部分羽状分裂，一部分为羽状缺刻；裂片卵形至披针形，中间裂片最大，两侧的较小，常不分裂；叶轴和小叶柄有狭翅，裂片基部有关节，两面无毛。

花 聚伞花序小；花小，黄绿色；花萼5浅裂，花瓣5；雄蕊5，与花瓣对生。花期6～7月。

果 浆果，球形，熟时蓝色或白色，有凹点。果期9～10月。

野菊花 Yejuhua

清热解毒，泻火平肝

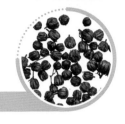

来源产地

为菊科植物野菊 *Chrysanthemum indicum* L.的干燥头状花序。生于山坡、河边湿地、路旁。主产于华南各地区。

性味功用

辛，温。用于寒湿内阻，脘腹胀满冷痛，嗳气呕逆，不思饮食。3~6g。

速认指南

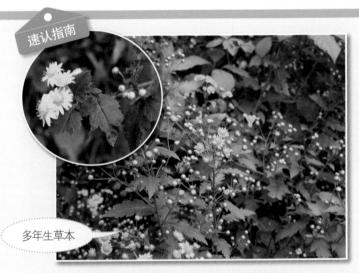

多年生草本

叶 基生及近基部叶花期凋落；叶片卵圆形、长卵形或椭圆状卵形，羽状深裂、浅裂或不明显分裂，基部截形，有时心形或宽楔形。

花 头状花序多或少数，排成稀疏聚伞状；总苞片5层，边缘具宽的白色或棕色膜质，顶端圆或钝圆；外层总苞片卵形或卵状三角形，中层总苞片卵形，内层总苞片长椭圆形；舌状花黄色。花期6~11月。

果 瘦果。果期6~11月。

漏芦 Loulu

清热解毒，消痈，下乳，舒筋通脉

来源产地

为菊科植物祁州漏芦 *Rhaponticum uniflorum* (L.) DC. 的干燥根。生于山丘，向阳旱坡、草地、路旁。主产于河北、山西。

性味功用

苦，寒。用于乳痈肿痛，痈疽发背，瘰疬疮毒，乳汁不通，湿痹拘挛。5～9g。孕妇慎用。

速认指南

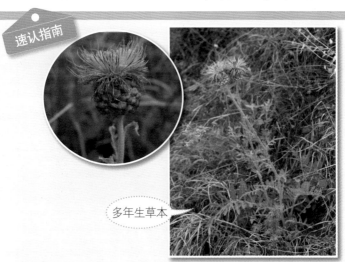

多年生草本

叶 基生叶与茎下部叶羽状深裂至浅裂；裂片长圆形、卵状披针形或线状披针形，边缘具不规则牙齿。

花 头状花序，单生茎顶；总苞宽钟状，总苞片多层，具干膜质的苞片；外层苞片很短，卵形；中层苞片宽，内层苞片披针形，顶端尖锐；管状花花冠淡紫色，裂片狭长。花期 5～6月。

果 瘦果；冠毛淡褐色，不等长。果期6～7月。

射干

Shegan

清热解毒，消痰，利咽

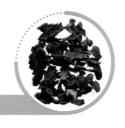

来源产地

为鸢尾科植物射干*Belamcanda chinensis* (L.) DC.的干燥根茎。生于山地、干草地、沟谷、河滩，也有栽培。主产于湖北。

性味功用

苦，寒。用于热毒痰火郁结，咽喉肿痛，痰涎壅盛，咳嗽气喘。3～10g。

速认指南

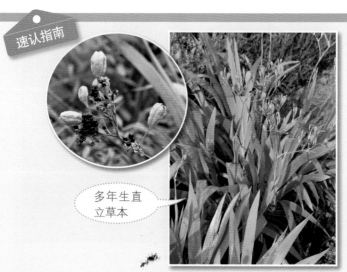

多年生直立草本

叶　叶无柄，2列，扁平，剑形，多脉，叶基抱茎。

花　聚伞花序顶生；花被片6，2轮，内轮3片较外轮3片稍短小，唯外轮者先端向外反卷，橘黄色，具紫红色斑点；雄蕊着生于外轮花被片的基部；花柱单1，上部稍扁，先端3裂，带赤黄色。花期7～8月。

果　蒴果；种子黑色，具光泽。果期9～10月。

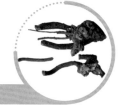

山豆根 Shandougen

清热解毒，消肿利咽

来源产地

为豆科（蝶形花科）植物越南槐 *Sophora tonkinensis* Gagnep.的干燥根和根茎。生于向阳的石灰岩山地或岩石缝中。主产于广西。

性味功用

苦，寒；有毒。用于火毒蕴结，乳蛾喉痹，咽喉肿痛，牙龈肿痛，口舌生疮。3～6g。

速认指南

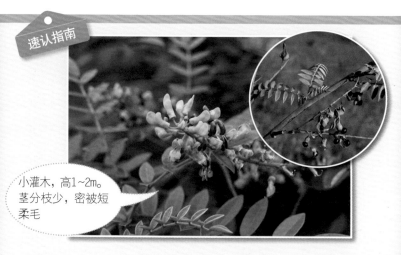

小灌木，高1~2m。茎分枝少，密被短柔毛

叶　奇数羽状复叶，小叶片11～19，椭圆形或长圆状卵形，顶端小叶较大，先端急尖或短尖，基部圆形，上面疏被短柔毛，下面密被灰棕色短柔毛。

花　总状花序顶生；小花梗被细毛；花萼阔钟状，先端5齿；花冠黄白色；雄蕊10，离生；子房具柄，圆柱形，密被长柔毛。花期5～6月。

果　荚果密被长柔毛，于种子间缢缩成念珠状。果期7～8月。

北豆根 Beidougen

清热解毒，祛风止痛

来源产地

为防己科植物蝙蝠葛*Menispermum dauricum* DC.的干燥根茎。生于山地、灌丛、攀援岩石。主产于东北及河北、山东、陕西等地。

性味功用

苦，寒；有小毒。用于咽喉肿痛，热毒泻痢，风湿痹痛。3～9g。

速认指南

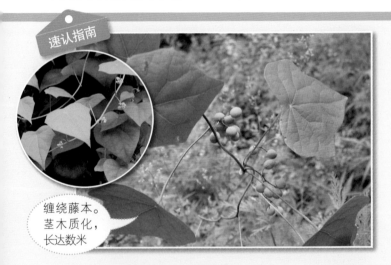

缠绕藤本。茎木质化，长达数米

叶 盾状三角形至七角形，先端尖或短渐尖，基部心形，裂片钝圆或三角形，两面无毛。

花 单性，雌雄异株，成腋生圆锥花序；雄花黄绿色；萼片6，狭倒卵形，膜质；花瓣6～8，较萼片为小，卵圆形，带肉质；雄蕊12～18，花药球形。花期5～6月。

果 核果，黑色。果期7～8月。

白头翁 Baitouweng

清热解毒，凉血止痢

来源产地

为毛茛科植物白头翁 *Pulsatilla chinensis* （Bge.）Regel的干燥根。生于山野、山坡、田野间，喜生阳坡。主产于黑龙江、吉林、辽宁、河南、河北、山东、山西、安徽等地。

性味功用

苦，寒。用于热毒血痢，阴痒带下。9～15g。

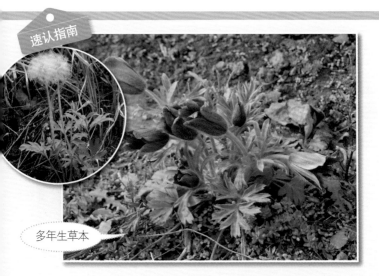

速认指南

多年生草本

叶 基生叶4～5。叶片宽卵形，下面有柔毛，3出复叶；中央小叶具短柄，宽卵形，基部楔形，3深裂，裂片顶端具 2～3圆齿。

花 花葶1～2；总苞片3；花单生；萼片6，蓝紫色，花瓣状，长圆状卵形，背面有密柔毛；雄蕊多数；心皮多数。花期4～5月。

果 聚合果；宿存花柱羽毛状。

鸦胆子 Yadanzi

清热解毒，截疟，止痢，外用腐蚀赘疣

来源产地

为苦木科植物鸦胆子Brucea javanica (L.) Merr.的干燥成熟果实。生于平原、丘陵地区，灌木林中以及沟边、林缘、草地。主产于广东、广西、海南。

性味功用

苦，寒；有小毒。用于痢疾，疟疾；外治赘疣，鸡眼。0.5~2g，用龙眼肉包裹或装入胶囊吞服；外用适量。

速认指南

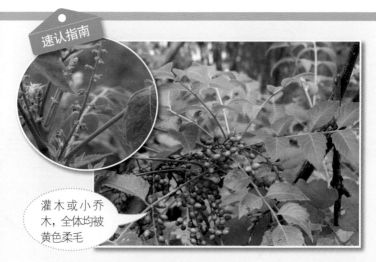

灌木或小乔木，全体均被黄色柔毛

叶 单数羽状复叶，互生；小叶5~11，通常7，卵状披针形，基部宽楔形而常偏斜，顶端短渐尖，边缘有粗锯齿。

花 圆锥花序腋生，雌雄异株，雄花序长15~25cm，雌花序长为雄花序的1/2左右；花小，暗紫色；花瓣4，长椭圆状披针形；雄蕊4；子房4深裂。花期4~6月。

果 核果椭圆形；黑色，具突起的网纹。果期8~10月。

土茯苓 Tufuling

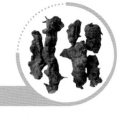

解毒，除湿，通利关节

来源产地

为百合科（菝葜科）植物光叶菝葜 *Smilax glabra* Roxb. 的干燥根茎。生于林中、灌丛、河岸或山谷中。主产于广东、湖南、湖北、浙江、四川、重庆、安徽等地。

性味功用

甘、淡，平。用于梅毒及汞中毒所致的肢体拘挛，筋骨疼痛；湿热淋浊，带下，痈肿，瘰疬，疥癣。15～60g。

速认指南

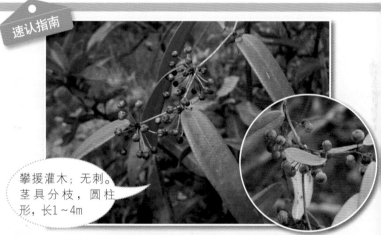

攀援灌木；无刺。茎具分枝，圆柱形，长1～4m

叶 占叶柄全长的3/5～1/4，具狭鞘，有卷须。叶片椭圆形至卵状披针形。

花 单个伞形花序；花序具10～30(～60)朵花；雄花花被绿白色，稍六棱状球形，外花被片宽倒卵状圆形，兜状，背面中央具纵槽；内花被片边缘有不规则的齿；雌花内花被片边缘无齿，具3枚退化雄蕊。花期7～11月。

果 浆果熟时紫黑色，具粉霜。果期11月至次年4月。

山慈菇 Shancigu

清热解毒，化痰散结

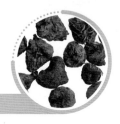

来源产地

为兰科植物杜鹃兰*Cremastra appendiculata*（D. Don）Makino、独蒜兰*Pleione bulbocodioides*（Franch.）Rolfe或云南独蒜兰*Pleione yunnanensis* Rolfe 的干燥假鳞茎。前者习称"毛慈菇"，后二者习称"冰球子"。杜鹃兰生于林下阴湿处，独蒜兰及云南独蒜兰生于林缘或苔藓覆盖的岩石。主产于贵州、四川、湖北。

性味功用

甘、微辛，凉。用于痈肿疔毒，瘰疬痰核，蛇虫咬伤，癥瘕痞块。3～9g。

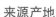速认指南

多年生草本，高约40cm。假球茎卵球形，肉质

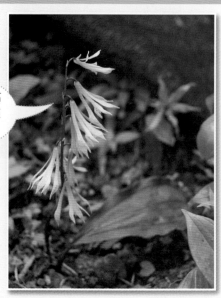

杜鹃兰

叶 顶端生1～2片叶，叶披针状长椭圆形，先端略尖，基部楔形，全缘。

花 花茎直立，疏生3叶鞘，抱茎；总状花序疏生5~22朵花，花偏向一侧，苞片薄膜质；花被片瓣状，顶端略开展，花下垂，绿色至红紫色；萼片及花瓣线状倒披针形，先端锐尖；合蕊柱纤细，略短于萼片。花期6~8月。

果 蒴果长2~2.5cm，下垂。果期8~12月。

独蒜兰

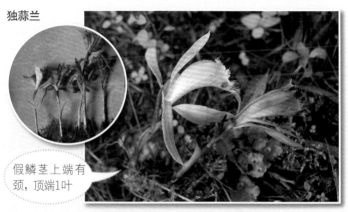

假鳞茎上端有颈，顶端1叶

叶 叶窄椭圆状披针形或近倒披针形，长10~25cm。

花 花葶生于无叶假鳞茎基部，长7~20cm，顶端具1（2）花。苞片长于花梗和子房；花粉红至淡紫色；花瓣倒披针形，稍斜歪，唇瓣倒卵形，3微裂，上部边缘撕裂状，基部楔形稍贴生于蕊柱，常具4~5褶片，褶片啮蚀状。花期4~6月。

云南独蒜兰

与独蒜兰的主要区别点为其苞片狭倒卵形，短于子房。

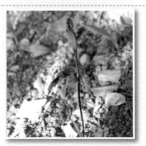

清热药·清热解毒

木蝴蝶 Muhudie

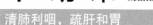

清肺利咽，疏肝和胃

来源产地

为紫葳科植物木蝴蝶*Oroxylum indicum*（L.）Vent. 的干燥成熟种子。栽培为主。主产于云南、广西、贵州。

性味功用

苦、甘，凉。用于肺热咳嗽，喉痹，音哑，肝胃气痛。1～3g。

速认指南

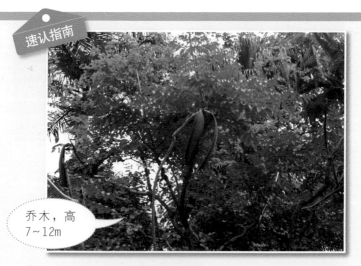

乔木，高7～12m

叶 叶极大，对生，3～4回羽状复叶；小叶多数，小叶片椭圆形至阔卵形，先端短尖或渐尖，基部圆形或斜形，全缘，上面绿色，下面浅绿色。

花 总状花序顶生，花萼钟形，宿存，花冠橙红色，钟形，顶端5浅裂；雄蕊5，稍伸出花冠外，柱头2裂为2个半圆形薄片。花期8～10月。

果 蒴果扁平，阔线形。果期10～12月。

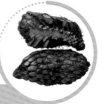

绵马贯众 Mianmaguanzhong

清热解毒，泻火平肝

来源产地

为鳞毛蕨科植物粗茎鳞毛蕨*Dryopteris crassirhizoma* Nakai的干燥根茎和叶柄残基。生于林下湿地。主产于黑龙江、辽宁、吉林。

性味功用

苦，微寒；有小毒。用于时疫感冒，风热头痛，温毒发斑，疮疡肿毒，崩漏下血，虫积腹痛。5～10g。

速认指南

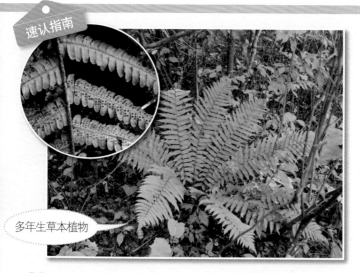

多年生草本植物

根茎　根茎粗大，块状，斜生，有许多坚硬的叶柄残基及黑色细根，密被锈色或深褐色大鳞片。

叶　叶簇生于根茎顶端，具长柄，2回羽状全裂或深裂，中轴及叶脉上被有一些褐色鳞片。

孢子囊　孢子囊群着生于叶中部以上的羽片上，囊群近肾形或圆肾形。

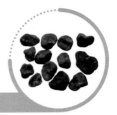

土贝母 Tubeimu

解毒，散结，消肿

来源产地

为葫芦科植物土贝母*Bolbostemma paniculatum*（Maxim.）Franquet的干燥块茎。生于山阴坡、林下。分布于辽宁、河北、河南、山东、山西、陕西、甘肃、云南等地。

性味功用

苦，微寒。用于乳痈，瘰疬，痰核。5～10g。

速认指南

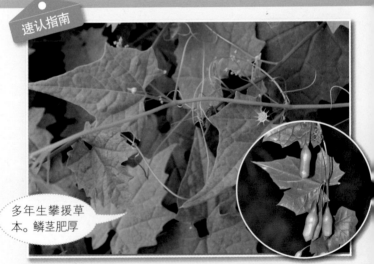

多年生攀援草本。鳞茎肥厚

叶　叶片轮廓心形或卵形；掌状5深裂，裂片再3～5浅裂，先端尖，基部心形，基部小裂片顶端有2腺体。

花　花单性，雌雄异株；花萼淡绿色，上部5深裂；裂片卵状披针形，顶端有长丝状尾；花冠和花萼相似，淡绿色。花期6～8月。

果　蒴果，长圆形。果期8～9月。

苦木 Kumu

清热解毒，祛湿

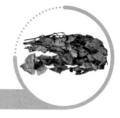

来源产地

为苦木科植物苦木*Picrasma quassioides*（D. Don）Benn.的干燥枝和叶。生于树林中。主产于广东、广西。

性味功用

苦，寒；有小毒。用于风热感冒，咽喉肿痛，湿热泻痢，湿疹，疮疖，蛇虫咬伤。枝3~4.5g；叶1~3g。外用适量。

速认指南

落叶小乔木或灌木

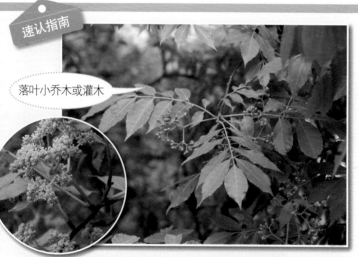

叶 单数羽状复叶互生；小叶9~15；叶卵状披针形或宽卵形，先端锐尖，基部楔形，偏斜（除顶生小叶外），边缘有钝锯齿。

花 花杂性异株；聚伞花序腋生；花黄绿色；雄花萼片4~5，花瓣4~5，卵形或宽卵形，雄蕊4~5；雌花较雄花小，心皮4~5。花期5~6月。

果 核果倒卵形。果期8~9月。

苦地丁 Kudiding

清热解毒，散结消肿

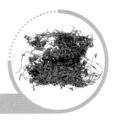

来源产地

为罂粟科植物紫堇*Corydalis bungeana* Turcz.的干燥全草。栽培为主。主产于河北。

性味功用

苦，寒。用于时疫感冒，咽喉肿痛，疔疮肿痛，痈疽发背，痄腮丹毒。9～15g。外用适量，煎汤洗患处。

速认指南

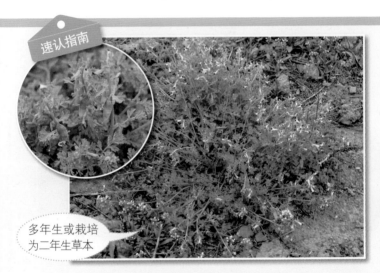

多年生或栽培为二年生草本

叶 叶片轮廓卵形，2回羽状全裂，1回裂片2～3对，末回裂片狭卵形至线形，先端钝圆或成短突尖，两面灰绿色，无毛。

花 总状花序；苞片叶状，羽状深裂；萼片小，2枚；花瓣4，淡紫色；外2片大；内2瓣较小，先端连合。花期4～5月。

果 蒴果，长圆形，扁平。果期5～6月。

南板蓝根 Nanbanlangen
（附：青黛）

清热解毒，凉血消斑

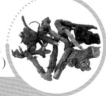

来源产地

南板蓝根为爵床科植物马蓝*Baphicacanthus cusia* (Nees) Bremek.的干燥根茎和根。生于林下潮湿处或溪旁阴湿地。栽培或野生。分布于浙江、江苏、福建、广东、广西、湖南、湖北、云南、贵州、四川、重庆等地。

性味功用

苦，寒。用于瘟疫时毒，发热咽痛，温毒发斑，丹毒。9~15g。

速认指南

多年生草本。主根木质化

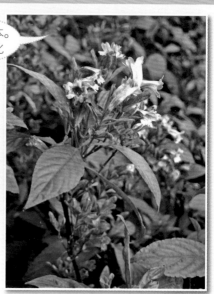

叶 叶对生；叶片倒卵状长圆形至卵状长圆形，先端渐尖，基部稍狭，边缘有粗齿。

花 穗状花序着生小枝顶；花萼5裂，4个裂片小，条形，1片较大；花冠筒状漏斗形，淡紫色，花冠筒近中部弯曲，下部弯细，先端5裂，裂片短阔，顶端微凹；雄蕊4，2强。花期9~11月。

果 蒴果棒状。果期10~12月。

附 青黛为马蓝、蓼科植物蓼蓝或十字花科植物菘蓝的叶或茎叶经加工制得的干燥粉末、团块或颗粒。

积雪草 Jixuecao

清热利湿，解毒消肿

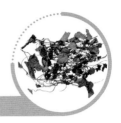

来源产地

为伞形科植物积雪草*Centella asiatica* (L.) Urb.的干燥全草。生于路旁、田边、山坡等阴湿处。主产于江苏、浙江、福建、江西、广东、广西。

性味功用

苦、辛，寒。用于湿热黄疸，中暑腹泻，石淋血淋，痈肿疮毒，跌仆损伤。15~30g。

速认指南

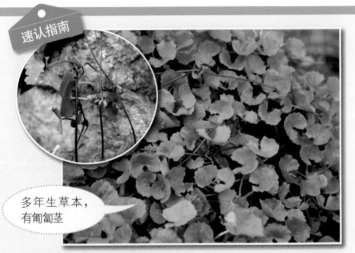

多年生草本，有匍匐茎

叶 单叶互生；叶片圆形或肾形，边缘有粗锯齿或粗钝齿，两面无毛或下面脉上疏生柔毛。

花 伞形花序单生或2~5个簇生；每个伞形花序有花3朵，中间的花无柄，两侧的花有柄，花白色，萼齿不显；花瓣5，卵形；雄蕊5；子房下位，花柱2。花期5~6月。

果 双悬果扁圆形，侧面扁压。果期7~8月。

蓼大青叶 Liaodaqingye
（附：青黛）

清热解毒，凉血消斑

来源产地

蓼大青叶为蓼科植物蓼蓝*Polygonum tinctorium* Ait.的干燥叶。生于田野水边。多栽培。分布于全国。

性味功用

苦，寒。用于温病发热，发斑发疹，肺热咳喘，喉痹，疖腮，丹毒，痈肿。9～15g。

速认指南

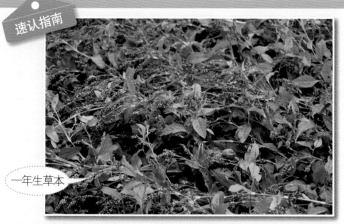

一年生草本

叶　互生，叶片绿色，干后变深蓝绿色，卵形或宽椭圆形，基部宽楔形，先端钝或稍尖；托叶鞘圆筒状，膜质，先端截形，有长睫毛。

花　花序穗状，顶生或腋生；苞片绿色，有睫毛，具3～5朵花；花被浅紫红色，5裂；花被片卵圆形；雄蕊6～8；花柱3，下部合生。花期6～9月。

果　瘦果三棱形，包于宿存花被内。果期8～10月。

附　青黛为蓼蓝、爵床科植物马蓝或十字花科植物菘蓝的叶或茎叶经加工制得的干燥粉末、团块或颗粒。

天葵子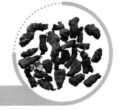

Tiankuizi

清热解毒，消肿散结

来源产地

为毛茛科植物天葵*Semiaquilegia adoxoides*（DC.）Makino的干燥块根。生于林下、路边。主产于湖南、湖北、江苏、贵州、安徽等地。

性味功用

甘、苦，寒。用于痈肿疔疮，乳痈，瘰疬，蛇虫咬伤。9～15g。

速认指南

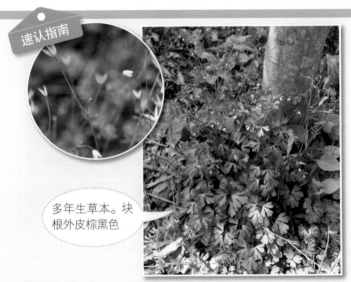

多年生草本。块根外皮棕黑色

叶　基生叶多数，3深裂，每裂片先端又有2～3个圆齿状缺刻；裂片扇状鞭形或倒卵状菱形；茎生叶与基生叶类似，但叶较小。

花　花直径4～6mm；花梗细；花萼小，白色，常带淡紫色；花瓣5，匙形；雄蕊8～14。花期3～4月。

果　蓇葖果。果期4～5月。

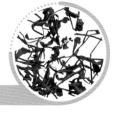

半边莲 Banbianlian

清热解毒，利尿消肿

来源产地

为桔梗科植物半边莲Lobelia chinensis Lour.的干燥全草。生于水田边、路沟旁及潮湿的阴坡、荒地。主产于安徽、浙江、江苏。

性味功用

辛，平。用于痈肿疔疮，蛇虫咬伤，臌胀水肿，湿热黄疸，湿疹湿疮。9～15g。

速认指南

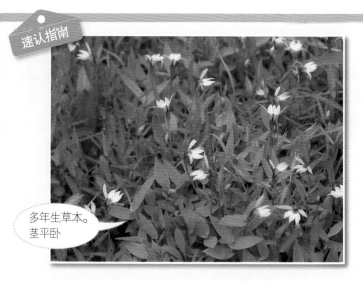

多年生草本。茎平卧

叶 叶狭披针形，顶端急尖，全缘或具波状小齿，无毛。

花 花通常1朵生于分枝上部的叶腋内；花萼无毛，裂片5，狭三角形；花冠粉红色，近一唇形，裂片5，无毛；雄蕊5；子房下位，柱头2裂。花期7～9月。

果 蒴果。果期9～10月。

青蒿
Qinghao

清虚热，除骨蒸，解暑热，截疟，退黄

来源产地

为菊科植物黄花蒿*Artemisia annua* L.的干燥地上部分。生于旷野、山坡、路边、河岸。产于全国各地。

性味功用

苦、辛，寒。用于温邪伤阴，夜热早凉，阴虚发热，骨蒸劳热，暑邪发热，疟疾寒热，湿热黄疸。6~12g，后下。

速认指南

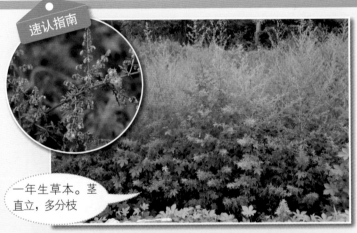

一年生草本。茎直立，多分枝

叶 中部叶卵形，2~3回羽状全裂，小裂片长圆状线形或线形，先端锐尖，全缘或具1~2锯齿，密布腺点；上部叶小，常1~2回羽状全裂。

花 头状花序，球形；总苞无毛，2~3层；外层苞片狭长圆形；内层苞片卵形或近圆形；花筒状，黄色；边花雌性；中央花两性，均结实。花期8~10月。

果 瘦果长圆形。果期8~10月。

银柴胡 Yinchaihu

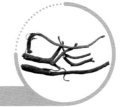

清虚热，除疳热

来源产地

为石竹科植物银柴胡*Stellaria dichotoma* L. var. *lanceolata* Bge.的干燥根。生于干燥草原及山坡悬崖石缝中。多栽培。主产于内蒙古、宁夏、陕西。

性味功用

甘，微寒。用于阴虚发热，骨蒸劳热，小儿疳热。3~10g。

速认指南

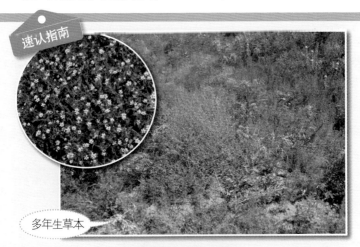

多年生草本

茎 由基部明显多次二歧分枝，密被短柔毛。

叶 叶对生，无柄，披针形或线状披针形，长0.5~3cm，宽1.5~4mm，全缘。

花 花单生于叶腋；萼片5，绿色，边缘白膜质；花瓣5，长约4mm，白色，全缘，顶端2裂；雄蕊10，排成2列，花丝基部连合，黄色；子房上位，花柱3，花期6~7月。

果 蒴果近球形，成熟时顶端6齿裂。果期8~9月。

白薇 Baiwei

清热凉血，利尿通淋，解毒疗疮

来源产地

为萝藦科植物白薇 *Cynanchum atratum* Bge. 或蔓生白薇 *Cynanchum versicolor* Bge. 的干燥根和根茎。生于河边、草地、林缘。白薇主产于安徽、湖北、辽宁、黑龙江、吉林。蔓生白薇主产于辽宁、河北、河南、山西、山东、安徽等地。

性味功用

苦、咸，寒。用于温邪伤营发热，阴虚发热，骨蒸劳热，产后血虚发热，热淋，血淋，痈疽肿毒。5～10g。

速认指南

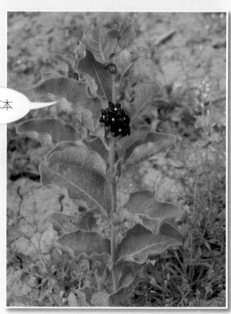

多年生草本

白薇

叶 对生，宽卵形或卵状椭圆形，先端短渐尖或急尖，基部圆形，两面有毛。

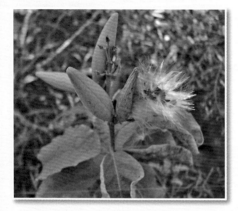

花 伞形聚伞花序簇生于上部叶腋；花萼裂片披针形，绿色，外面有毛，里面基部有腺体；花冠黑紫色；副花冠裂片盾状，先端圆；子房上位，柱头扁平。花期5~7月。

果 蓇葖果，单生，角状。果期6~8月。

蔓生白薇

基本特征同上，主要鉴别点为其茎达2m，基下部直立，上部缠绕；下部叶片宽卵形或椭圆形；伞形花序，每花序多达12朵；花冠黄白色、黑紫色，钟状辐形。

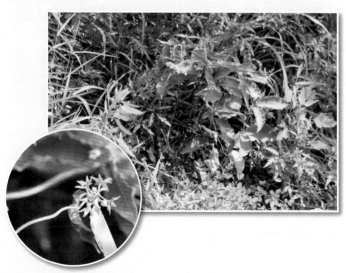

地骨皮 *Digupi*
（附：枸杞子）

凉血除蒸，清肺降火

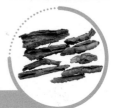

来源产地

地骨皮为茄科植物枸杞*Lycium chinense* Mill.或宁夏枸杞*Lycium barbarum* L.的干燥根皮。枸杞生于田野、路边，有栽培；主产于山西。宁夏枸杞栽培为主，主产于宁夏、内蒙古。

性味功用

甘，寒。用于阴虚潮热，骨蒸盗汗，肺热咳嗽，咯血，衄血，内热消渴。9~15g。

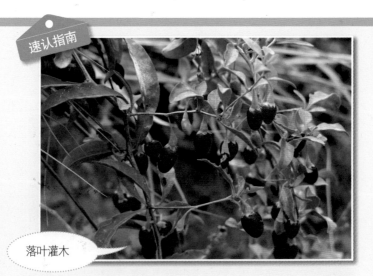

速认指南

落叶灌木

枸杞

叶 互生或簇生于短枝上，叶片卵形、卵状菱形或卵状披针形，全缘。

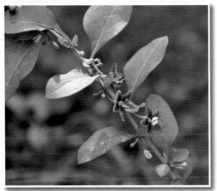

花 花常1~4朵簇生于叶腋；花萼钟状，通常3中裂或4~5齿裂；花冠漏斗状，淡紫色，5深裂，裂片卵形，边缘具缘毛；雄蕊5，花丝基部密生绒毛。花期6~9月。

果 浆果，红色。果期8~11月。

宁夏枸杞

基本特征同上，主要鉴别点为其株高可达2.5m；叶片为长椭圆状披针形或卵状长圆形，叶基楔形并下延成柄；花在枝上1~2朵生于叶腋；花萼钟状，通常2中裂。

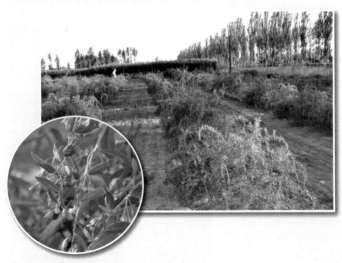

附 枸杞子为宁夏枸杞的干燥成熟果实。

大黄 Dahuang

泻下攻积，清热泻火，凉血解毒，逐瘀通经，利湿退黄

来源产地

为蓼科植物掌叶大黄*Rheum palmatum* L.、唐古特大黄*Rheum tanguticum* Maxim. ex Balf. 或药用大黄*Rheum officinale* Baill. 的干燥根和根茎。野生或栽培，生于1200~4400m的山地林缘或草地，主产于西北。

性味功用

苦，寒。用于实热积滞便秘，血热吐衄，目赤咽肿，痈肿疔疮，肠痈腹痛，瘀血经闭，产后瘀阻，跌仆损伤，湿热痢疾，黄疸尿赤，淋证，水肿；外治烧烫伤。3~15g；用于泻下不宜久煎。外用适量，研末敷于患处。孕妇及月经期、哺乳期慎用。

速认指南

多年生高大草本。根状茎及根肥大

掌叶大黄

叶 基生叶有肉质粗壮的长柄；叶宽卵形或圆形，掌状半裂，裂片3~5(~7)，每1裂片有时再羽状裂或有粗齿，基部稍心形；茎生叶较小，互生。

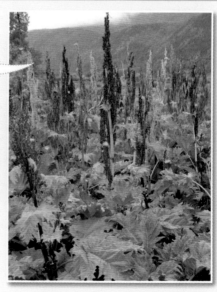

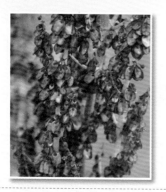

花 圆锥花序大型，顶生，花紫红色或带红紫色；花被片6，2轮，雄蕊9。花期6～7月。

果 瘦果有3棱，棱上生翅，两端微凹。果期7～8月。

唐古特大黄

基本特征同掌叶大黄，主要鉴别点为叶片掌状5深裂。

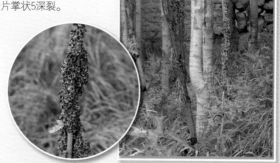

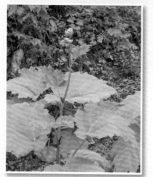

药用大黄

基本特征同掌叶大黄，主要鉴别点为叶片掌状浅裂。

芦荟 Luhui

泻下通便，清肝泻火，杀虫疗疳

来源产地

为百合科植物库拉索芦荟 *Aloe barbadensis* Miller 叶的汁液浓缩干燥物。习称"老芦荟"。进口为主。

性味功用

苦，寒。用于热结便秘，惊痫抽搐，小儿疳积；外治癣疮。2~5g。

速认指南

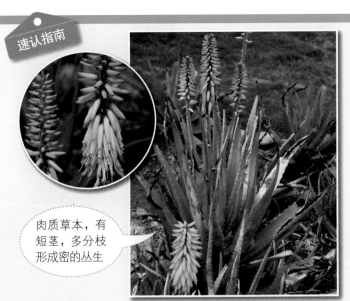

肉质草本，有短茎，多分枝形成密的丛生

叶 叶片近基生，在幼苗期或新枝上呈二列状排列，直立，粉绿色，线状披针形，边缘疏生齿状刺。

花 花葶直立；花多数；花下垂，花梗长为苞片一半；花被浅黄色或具红色斑点，一侧略肿胀，外层花被离生部分长约1.8cm，顶端略内弯；花柱明显突出。花期5月。

火麻仁 Huomaren

润肠通便

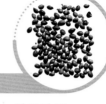

来源产地

为桑科（大麻科）植物大麻*Cannabis sativa* L. 的干燥成熟种子。栽培为主。主产于山东、浙江、山西、陕西。

性味功用

甘，平。用于血虚津亏，肠燥便秘。10～15g。

速认指南

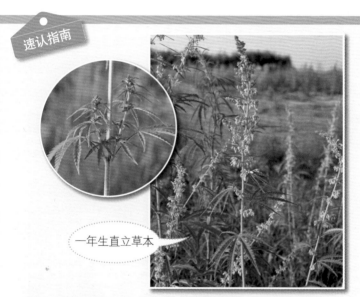

一年生直立草本

叶 叶互生或下部的叶为对生；掌状全裂，披针形；叶缘具锯齿；上面深绿色，被短毛；下面淡绿色，被长毛。

花 花单性，雌雄异株；雄花序圆锥形，花被片5，雄蕊5；雌花序短，腋生，球形或穗状；每苞片内生一朵雌花。花期 6～8月。

果 瘦果扁卵形。果期9～10月。

郁李仁 Yuliren

润肠通便，下气利水

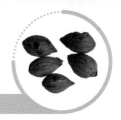

来源产地

为蔷薇科植物欧李 *Prunus humilis* Bge.、郁李 *Prunus japonica* Thunb.或长柄扁桃 *Prunus pedunculata* Maxim.的干燥成熟种子。前二种习称"小李仁"，后一种习称"大李仁"。生于向阳山坡、路旁或小灌木丛中。主产于内蒙古、辽宁。

性味功用

辛、苦、甘、平。用于津枯肠燥，食积气滞，腹胀便秘，水肿，脚气，小便不利。6~10g。孕妇慎用。

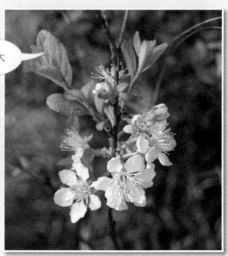

落叶灌木

欧李

叶 叶倒卵状长椭圆形或倒卵状披针形，中部以上最宽，先端急尖，基部楔形，边缘具细锯齿，网脉较浅。

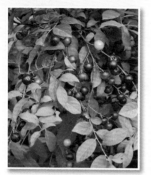

花 花1~2朵，与叶同时开放；萼筒钟状，无毛或微具毛；萼片三角形，先端急尖，花后反折；花瓣淡红色；子房无毛。花期5月。

果 核果，近球形，果皮肉质多汁，鲜红色，成熟时不开裂。果期7~8月。

郁李

基本特征同上，主要鉴别点为叶长卵形或卵圆形，中部以下最宽。

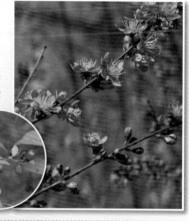

长柄扁桃

基本特征同上，主要鉴别点为叶椭圆形、近圆形或倒卵形；果皮干燥，甚薄，成熟时开裂，离核。

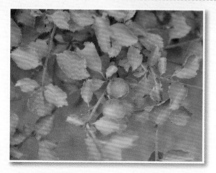

亚麻子 Yamazi

润燥通便，养血祛风

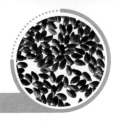

来源产地

为亚麻科植物亚麻*Linum usitatissimum* L.的干燥成熟种子。多栽培。主产于内蒙古、黑龙江、辽宁、山西。

性味功用

甘，平。用于肠燥便秘，皮肤干燥，瘙痒，脱发。9～15g。大便滑泻者禁用。

速认指南

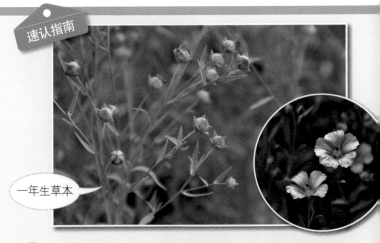

一年生草本

叶 叶互生，线形或线状披针形，基部渐窄，先端锐尖，无叶柄，具3脉。

花 聚伞花序，顶生或生于上部叶腋；萼片5，卵形或卵状披针形，先端尖；花瓣倒卵形，蓝色或蓝紫色，易脱落；雄蕊5；退化雄蕊5，三角形；子房5室；花柱5。花期5～7月。

果 蒴果，球形；种子10粒，扁平，棕褐色。果期7～8月。

千金子

Qianjinzi

泻下逐水，破血消癥；外用疗癣蚀疣

来源产地

为大戟科植物续随子*Euphorbia lathyris* L. 的干燥成熟种子。生于向阳山坡，多栽培。主产于浙江、河南。

性味功用

辛，温；有毒。用于二便不通，水肿，痰饮，积滞胀满，血瘀经闭；外治顽癣，赘疣。1~2g。

速认指南

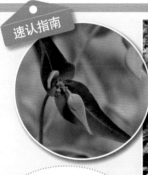

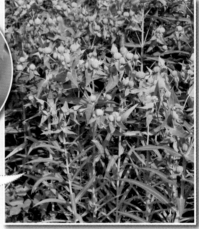

二年生草本。全株无毛，灰绿色。茎粗壮、直立

叶 叶交互对生，卵状披针形，先端锐尖，基部心形，抱茎。

花 总花序顶生，具2~4伞梗，呈伞状，基部具轮生的苞叶2~4；每伞梗再叉状分枝，顶端有2三角状卵形苞片；杯状聚伞花序钟状，顶端4~5裂，裂片间有腺体；腺体新月形，两端有短而钝的角。花期5~7月。

果 蒴果，近球形。果期6~9月。

甘遂 Gansui

泻水逐饮，消肿散结

来源产地

为大戟科植物甘遂*Euphorbia kansui* T. N. Liou ex T. P. Wang 的干燥块根。生于农田、路旁、低山坡等处。主产于陕西、河南。

性味功用

苦，寒；有毒。用于水肿胀满，胸腹积水，痰饮积聚，气逆咳喘，二便不利，风痰癫痫，痈肿疮毒。0.5~1.5g，炮制后多入丸散用。外用适量，生用。孕妇禁用；不宜与甘草同用。

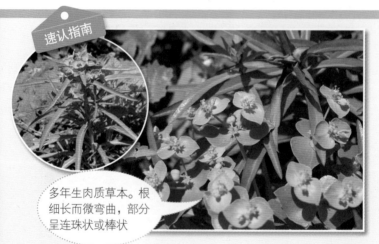

速认指南

多年生肉质草本。根细长而微弯曲，部分呈连珠状或棒状

叶 互生，无柄或有短柄，叶片狭披针形或线状披针形，先端钝，基部阔楔形，全缘。

花 总苞叶3~6，倒卵状椭圆形；花序单生于二歧分枝顶端；总苞杯状；腺体4，新月形，两角不明显，暗黄色至浅褐色；雄花多数；雌花1；子房光滑无毛。花期4~6月。

果 蒴果三棱状球形。果期6~8月。

京大戟 Jingdaji

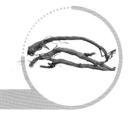

泻水逐饮，消肿散结

来源产地

为大戟科植物大戟*Euphorbia pekinensis* Rupr. 的干燥根。生于山坡、路旁、荒地、草丛、林缘及疏林下。主产于江苏。

性味功用

苦，寒；有毒。用于水肿胀满，胸膜积水，痰饮积聚，气逆喘咳，二便不利，痈肿疮毒，瘰疬痰核。1.5～3g。入丸散服，每次1g；内服醋制用。外用适量，生用。

速认指南

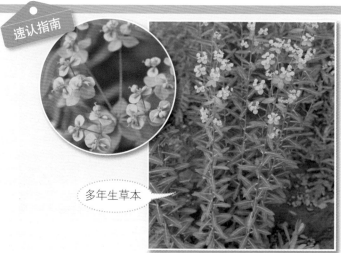

多年生草本

叶 叶互生，几无柄，长圆状披针形至披针形，全缘，下面稍被白粉。

花 伞形聚伞花序顶生，通常有5伞梗；伞梗顶端着生一杯状聚伞花序，其基部有卵形或卵状披针形苞片，5片轮生，杯状花序总苞坛形，腺体椭圆形；雄花多数，雄蕊1；雌花1，子房3室。花期4～5月。

果 蒴果三棱状球形，表面具疣状突起。果期6～7月。

巴豆 Badou

外用蚀疮

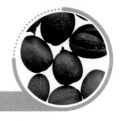

来源产地

为大戟科植物巴豆*Croton tiglium* L.的干燥成熟果实。多栽培。主产于四川。

性味功用

辛，热；有大毒。用于恶疮疥癣，疣痣。外用适量，研末涂患处，或捣烂以纱布包擦患处。孕妇禁用。不宜与牵牛子同用。

速认指南

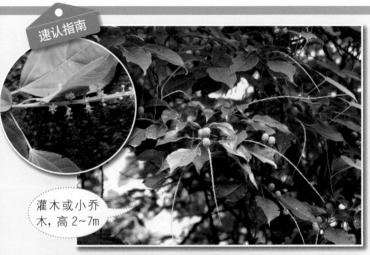

灌木或小乔木，高 2~7m

叶 叶卵形至矩圆状卵形，顶端渐尖，两面被稀疏的星状毛，基部两侧近叶柄各有1无柄的腺体；叶柄长2~6cm。

花 雌雄同株；顶生总状花序，雌花在下，雄花在上；萼片5；雄花无退化子房；雄蕊多数，花丝在芽内弯曲；雌花无花瓣，子房3室，密被星状毛。花期3~5月。

果 蒴果矩圆状；种子长卵形。果期6~7月。

芫花 Yuanhua

泻水逐饮，外用杀虫疗疮

来源产地

为瑞香科植物芫花Daphne genkwa Sieb. et Zucc.的干燥花蕾。生于山坡灌木丛中、路旁或疏林下，也有栽培于庭园中。主产于安徽、江苏、四川、河南、山东等地。

性味功用

苦、辛，温；有毒。用于水肿胀满，胸腹积水，痰饮积聚，气逆咳喘，二便不利；外治疥癣秃疮，痈肿，冻疮。1.5～3g；醋芫花研末吞服，一次0.6～0.9g，一日一次。外用适量。孕妇禁用。不宜与甘草同用。

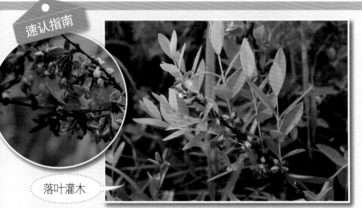

速认指南

落叶灌木

叶 叶柄短，有灰色短柔毛；叶卵圆形、椭圆形、长椭圆形或卵状披针形，下面有绢状柔毛，基部宽楔形或圆形，先端尖，侧脉5～7对。

花 花先叶开放，以侧生为多，常具3～7(～15)花；花序梗短；花萼淡紫色，筒状，先端4裂；雄蕊8，花丝短；子房倒卵形，外密生黄色柔毛。花期3～5月。

果 核果白色。果期6～7月。

牵牛子
Qianniuzi

泻水通便，消痰涤饮，杀虫攻积

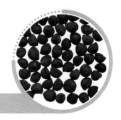

来源产地

为旋花科植物裂叶牵牛*Pharbitis nil* (L.) Choisy或圆叶牵牛*Pharbitis purpurea* (L.) Voigt的干燥成熟种子。生于灌丛、墙脚、路旁等。全国各地均产。

性味功用

苦，寒；有毒。用于水肿胀满，二便不通，痰饮积聚，气逆喘咳，虫积腹痛。3～6g。入丸散服，每次1.5～3g。孕妇禁用；不宜与巴豆、巴豆霜同用。

速认指南

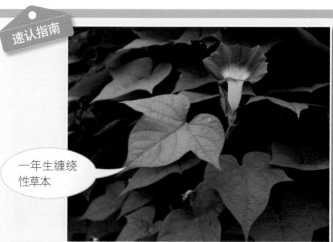

一年生缠绕性草本

裂叶牵牛

叶 互生；叶片广卵形，通常3裂，基部心形，中裂片较长，长卵形，先端渐尖，基部不收缩，侧裂片底部阔圆。

花 花1～3朵腋生，具总花梗。苞片2；萼5深裂；花冠漏斗状，颜色多样，早晨开放，日中花冠收拢；雄蕊5；雌蕊1。花期6～9月。

果 蒴果球形。果期7～10月。

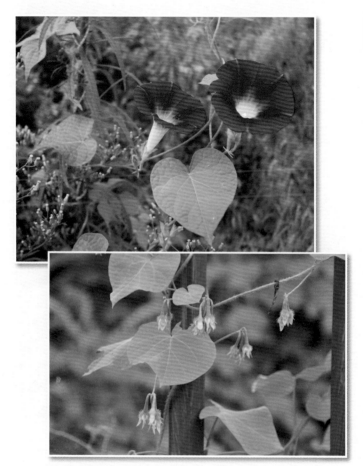

圆叶牵牛

基本特征同上，主要鉴别点为叶为圆心形，全缘。

商陆 Shanglu

逐水消肿，通利二便；外用解毒散结

来源产地

为商陆科植物商陆*Phytolacca acinosa* Roxb. 或垂序商陆*Phytolacca americana* L.的干燥根。生于山沟边、林下、林缘、路边。主产于河南、湖北。

性味功用

苦，寒；有毒。用于水肿胀满，二便不通；外治痈肿疮毒。3～9g。外用适量，煎汤熏洗。

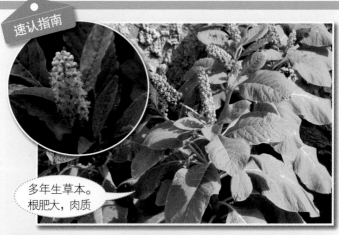

速认指南

多年生草本。根肥大，肉质

商陆

叶 单叶，互生；叶椭圆形或长椭圆形，顶端锐尖或渐尖，基部楔形，全缘。

花 总状花序顶生或与叶对生；花柄上部的2枚小苞片为线状披针形，膜质；花两性；萼片5裂，黄绿色或淡红色；雄蕊8～10，有时为10个以上；心皮通常为8，分离。花期 4～7月。

果 浆果扁球形，熟时黑色。果期7～10月。

垂序商陆

基本特征同上，主要鉴别点为叶椭圆状卵形或披针形；总状花序下垂，顶生或侧生；心皮合生。

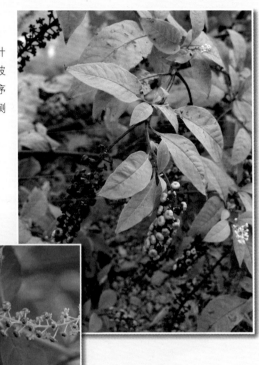

肉桂 Rougui（附：桂枝）

补火助阳，引火归元，散寒止痛，温通经脉

来源产地

肉桂为樟科植物肉桂 *Cinnamomum cassia* Presl的干燥树皮。栽培为主。主产于广西、广东。

性味功用

辛、甘、大热。用于阳痿宫冷，腰膝冷痛，肾虚作喘，虚阳上浮，眩晕目赤，心腹冷痛，虚寒吐泻，寒疝腹痛，痛经经闭。1～5g。有出血倾向者及孕妇慎用，不宜与赤石脂同用。

速认指南

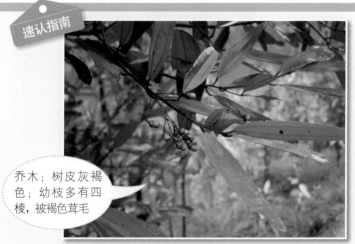

乔木；树皮灰褐色；幼枝多有四棱，被褐色茸毛

叶 叶互生或近对生，革质，矩圆形至近披针形，长8～20cm，上面绿色，无毛，中脉及侧脉明显凹下，下面有疏柔毛，具离基3出脉。

花 圆锥花序腋生或近顶生；花小；花被片6；能育雄蕊9，花药4室，第三轮雄蕊花药外向瓣裂。花期6～7月。

果 果实椭圆形，长1cm。果期10～12月。

附 桂枝为肉桂的干燥嫩枝。

干姜 Ganjiang

温中散寒，回阳通脉，温肺化饮

来源产地

为姜科植物姜*Zingiber officinale* Rose.的干燥根茎。栽培为主。主产于四川、贵州等地。

性味功用

辛，热。用于脘腹冷痛，呕吐泄泻，肢冷脉微，寒饮喘咳。3～10g。

速认指南

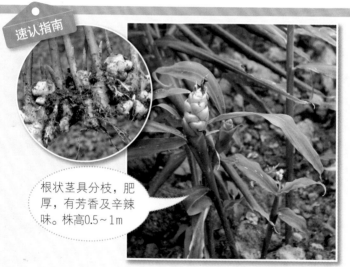

根状茎具分枝，肥厚，有芳香及辛辣味。株高0.5～1m

叶 叶无柄；叶片披针形或线状披针形，长15～30cm，宽2～2.5cm，无毛。

花 花葶单独从根茎抽出，穗状花序卵形；总花梗长达25cm；苞片卵形，淡绿色或边缘淡黄色，顶端有小尖头；花萼管长约1cm；花冠黄绿色；唇瓣中央裂片长圆状倒卵形，短于花冠裂片，有紫色条纹及淡黄色斑点，侧裂片卵形，长约6mm。花期10月。

吴茱萸 Wuzhuyu

散寒止痛，降逆止呕，助阳止泻

来源产地

为芸香科植物吴茱萸*Euodia rutaecarpa*（Juss.）Benth的干燥近成熟果实。生于灌丛、疏林下或林缘。栽培为主。主产于广西、湖南、贵州。

性味功用

辛、苦，热；有小毒。用于厥阴头痛，寒疝腹痛，寒湿脚气，经行腹痛，脘腹胁痛，呕吐吞酸，五更泄泻。2～5g。

速认指南

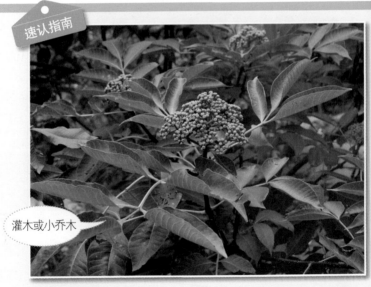

灌木或小乔木

叶 复叶具小叶（3～）5～11片，椭圆形至卵形，或有时披针形，倒披针形，或倒卵形，全缘或有不明显的钝锯齿，先端渐尖。

花 花序长2.5~18cm；花4~5；花瓣绿色，黄色，或白色，外面无毛或被疏毛，内面近无毛至被柔毛；子房无毛或被疏毛。花期4~6月。

果 蒴果通常5心皮。果期8~11月。

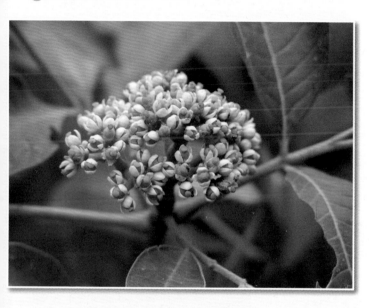

八角茴香
Bajiaohuixiang

温阳散寒，理气止痛

来源产地

为木兰科（八角科）植物八角茴香 *Illicium verum* Hook. f. 的干燥成熟果实。栽培为主。生于海拔200~1600m林中。主产于广西、广东、云南。

性味功用

辛，温。用于寒疝腹痛，肾虚腰痛，胃寒呕吐，脘腹冷痛。3~6g。

速认指南

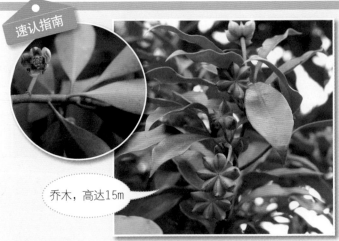

乔木，高达15m

叶　不整齐互生，在顶端3~6片近轮生或松散簇生，革质或厚革质；基部渐狭或楔形。

花　单生叶腋或近顶生；花被片7~12片，粉红至深红色；雄蕊11~20枚，多为13、14枚，心皮通常8，花柱长度比子房长。花期3~5月或8~10月。

果　蓇葖果多为8，长14~20mm，宽7~12mm，厚3~6mm。果熟期9~10月或次年3~4月。

胡椒 Hujiao

温中散寒，下气，消痰

来源产地

为胡椒科植物胡椒*Piper nigrum* L.的干燥近成熟或成熟果实。生于热带及亚热带林下。多栽培。主产于海南、广西、云南。

性味功用

辛，热。用于胃寒呕吐，腹痛泄泻，食欲不振，癫痫痰多。0.6～1.5g，研粉吞服。外用适量。

速认指南

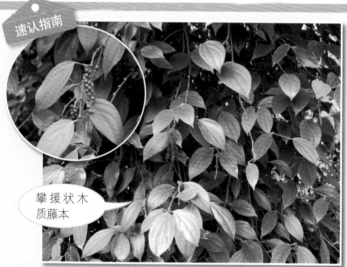

攀援状木质藤本

叶 叶互生、近革质；叶片阔卵形，卵状长圆形或椭圆形，先端短尖，基部稍偏斜，全缘，两面均无毛；叶脉5～7条，稀9条。

花 无花被，杂性，通常雌雄同株，排成与叶对生的穗状花序；苞片匙状长圆形；雄蕊2，花药肾形；子房上位，近球形。花期4～10月。

果 浆果球形，无柄，成熟时红色。果期10月至次年4月。

花椒 Huajiao

温中止痛，杀虫止痒

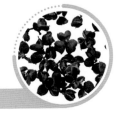

来源产地

为芸香科植物青椒*Zanthoxylum schinifolium Sieb. et Zucc.*或花椒*Zanthoxylum bungeanum Maxim.*的干燥成熟果皮。青椒生于林缘、灌木丛中或坡地石旁，主产于辽宁、吉林、河北、江苏、广东。花椒以栽培为主，主产于四川、陕西、河北、山东。

性味功用

辛，温。用于脘腹冷痛，呕吐泄泻，虫积腹痛；外治湿疹，阴痒。3～6g。

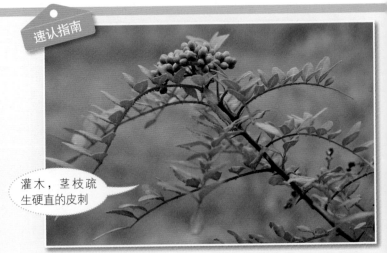

速认指南

灌木，茎枝疏生硬直的皮刺

青椒

叶 小叶15～21，小叶柄极短或长达3mm；小叶对生，宽卵形、宽卵状菱形或披针形，基部楔形，有时歪斜不整齐，边缘有细钝锯齿或近全缘，先端急尖。

花 伞房状圆锥花序顶生；花5数；花被片2轮，花瓣浅黄白色；雄花有退化雌蕊2~3裂；雌花有心皮3（~5）。花期7~9月。

果 蓇葖果红棕色，干后变草绿色至暗绿色，腺点小。果期9~11月。

花椒

基本特征同上，主要鉴别点为叶奇数羽状复叶，小叶5~9，有时为3或11；蓇葖果，成熟时红色，干后红色。

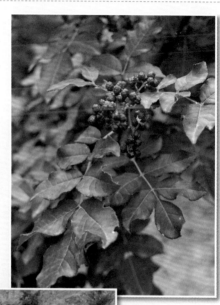

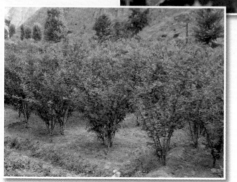

温里药

高良姜 Gaoliangjiang

温胃止呕，散寒止痛

来源产地

为姜科植物高良姜*Alpinia officinarum* Hance的干燥根茎。栽培为主。主产于广东、海南、广西。

性味功用

味辛，性温。用于脘腹冷痛，胃寒呕吐，嗳气吞酸。3～6g。

速认指南

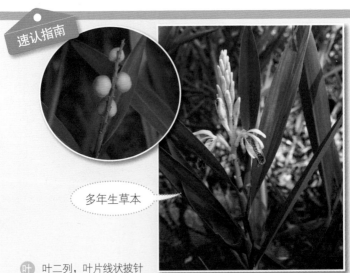

多年生草本

🍃 叶 叶二列，叶片线状披针形，先端渐尖或近尾状，基部渐窄，全缘或具不明显的疏钝齿。

🌸 花 圆锥花序顶生；小苞片狭长圆形，宿存；花萼筒状，先端不均匀3浅裂，外面被短毛；花冠管长约1cm，裂片3；唇瓣长圆状匙形，浅红色；发育雄蕊1，花丝线形。花期4～10月。

🔴 果 蒴果球形，橘红色。果期9～11月。

小茴香 Xiaohuixiang

散寒止痛，理气和胃

来源产地

为伞形科植物茴香*Foeniculum vulgare* Mill.的干燥成熟果实。多栽培。主产于山西、内蒙古、甘肃。

性味功用

辛，温。用于寒疝腹痛，睾丸偏坠，痛经，少腹冷痛，脘腹胀痛，食少吐泻。盐小茴香暖肾散寒止痛。用于寒疝腹痛，睾丸偏坠，经寒腹痛。3~6g。

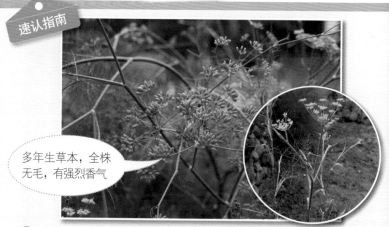

速认指南

多年生草本，全株无毛，有强烈香气

茎 直立，上部分枝开展。

叶 卵圆形至广三角形，3~4回羽状分裂，深绿色，末回裂片线形至丝状，茎下部的叶柄长7~14mm，基部鞘状，上部的叶柄一部分或全部成鞘状。

花 复伞形花序顶生或侧生，顶生的伞形花序大，直径可达15cm；伞幅8~30；花黄色，有梗；花瓣5，倒卵形；雄蕊5；雌蕊1。花期6~7月。

果 双悬果卵状长圆形，侧扁。果期10月。

丁香 Dingxiang

温中降逆，补肾助阳

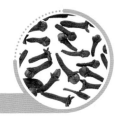

来源产地

为桃金娘科植物丁香 *Eugenia caryophyllata* Thunb. 的干燥花蕾。进口为主。我国海南及雷州半岛有少量栽培。

性味功用

辛，温。用于脾胃虚寒，呃逆呕吐，食少吐泻，心腹冷痛，肾虚阳痿。1～3g。

速认指南

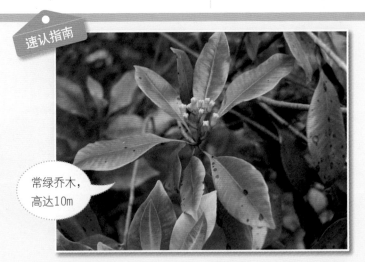

常绿乔木，高达10m

叶 对生；叶柄明显，叶片长圆状卵形或长圆状倒卵形，基部渐窄常下延至柄，全缘。

花 聚伞圆锥花序顶生，花径约6mm，味芳香、浓烈；花萼肥厚，绿色后转紫色，合生，先端4裂，裂片三角形；花冠白色稍带淡紫；雄蕊多数。

果 浆果红棕色，长方椭圆形，长1～1.5cm，先端有肥厚宿存花萼裂片，有香气。

独活 Duhuo

祛风除湿，通痹止痛

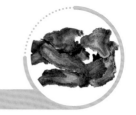

来源产地

为伞形科植物重齿毛当归*Angelica pubescens* Maxim.f.*biserrata* Shan et Yuan的干燥根。栽培为主。主产于湖北、四川、陕西。

性味功用

辛、苦，微温。用于风寒湿痹，腰膝疼痛，少阴伏风头痛，风寒挟湿头痛。3～10g。

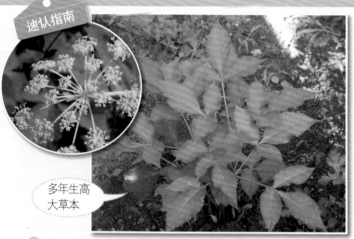

速认指南

多年生高大草本

叶 基生叶和下部叶有柄；叶鞘膨大；叶片宽卵形，2回3出式羽状全裂；末回裂片卵状长椭圆形，基部沿叶轴下延，边缘有不整齐的尖锯齿或重锯齿。

花 花序梗被短糙毛；总苞片1；伞幅10～25；伞形花序有花17～28（36）朵；小苞片5～10，阔披针形；花白色，无萼齿，花瓣倒卵形；花柱显著地伸长，果时反折。花期8～9月。

果 果实椭圆形。果期9～10月。

秦艽 Qinjiao

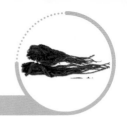

祛风湿，清湿热，止痹痛，退虚热

来源产地

为龙胆科植物秦艽*Gentiana macrophylla* Pall.、粗茎秦艽*Gentiana crassicaulis* Duthie ex Burk.、麻花秦艽 *Gentiana straminea* Maxim.、或小秦艽 *Gentiana dahurica* Fisch. 的干燥根。生于高山草甸、山坡草地、路旁或林缘。秦艽栽培为主；麻花秦艽、粗茎秦艽、小秦艽均野生，主产于甘肃、青海等地。

性味功用

苦、辛，平。用于风湿痹痛，中风半身不遂，筋脉拘挛，骨节酸痛，湿热黄疸，骨蒸潮热，小儿疳积发热。3～10g。

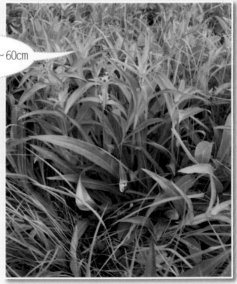

速认指南

多年生草本，高30～60cm

秦艽

茎 粗壮，斜升或直立，无毛。

叶 基生叶膜质，叶片长圆状披针形或长圆状卵形；茎生叶3～5对；叶片长圆状披针形或狭长圆形，长宽1.2～3.5cm。

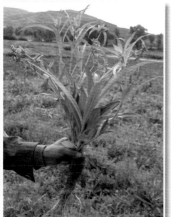

花 花多集成顶生及茎上部腋生的轮伞花序；花萼管状，萼齿4~5浅裂；花冠管状，长约2cm，花冠筒黄绿色，冠檐蓝或深蓝紫色，先端5裂；雄蕊5。花期7~10月。

果 蒴果长圆形或椭圆形。果期7~10月。

粗茎秦艽

基本特征同上，主要鉴别点为茎粗壮，斜升；茎近顶部叶苞叶状，包被头状花序；无花梗。

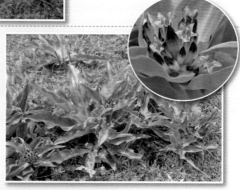

麻花秦艽

基本特征同上，主要鉴别点为茎粗壮，斜升；花梗长3~4cm；花冠黄绿色。

131

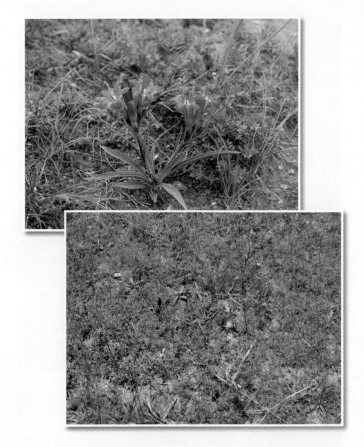

小秦艽

基本特征同上，主要鉴别点为茎细弱；花梗长3～4cm；花冠深蓝色。

防己 Fangji

祛风止痛、利水消肿

来源产地

为防己科植物粉防己*Stephania tetrandra* S. Moore 的干燥根。生于山坡、丘陵地带的草丛及灌木林的边缘。主产于浙江、福建、江西、广东。

性味功用

苦，寒。用于风湿痹痛，水肿脚气，小便不利，湿疹疮毒。5~10g。

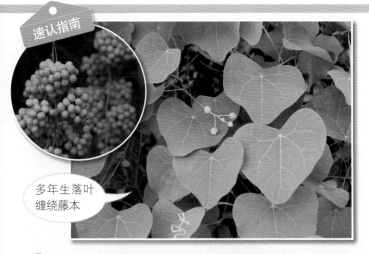

速认指南

多年生落叶缠绕藤本

叶 互生，叶柄盾状着生，薄纸质，三角宽卵形，先端钝，具细小突尖，基部截形，或略呈心形，全缘，掌状脉5条。

花 花小，雌雄异株，雄花聚集成头状聚伞花序，呈总状排列，绿色，花萼4，萼片匙形；花瓣4枚；雄蕊4枚；雌花成缩短的聚伞花序，萼片、花瓣与雄花同数。花期5~6月。

果 核果球形。果期7~9月。

威灵仙 Weilingxian

清热利湿，利胆退黄

来源产地

为毛茛科植物威灵仙Clematis chinensis Osbeck、棉团铁线莲Clematis hexapetala Pall.或东北铁线莲Clematis manshurica Rupr.的干燥根和根茎。生于山谷、山坡林缘或灌木丛中。威灵仙主产于江苏、安徽、浙江。棉团铁线莲主产于山东、河北、辽宁、黑龙江。东北铁线莲主产于东北。

性味功用

辛、咸，温。用于风湿痹痛，肢体麻木，筋脉拘挛，屈伸不利。6～10g。

速认指南

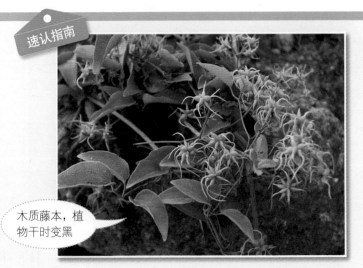

木质藤本，植物干时变黑

威灵仙

叶 叶对生，1回羽状复叶，小叶5，狭卵形或三角状卵形，先端钝或渐尖，基部圆形或宽楔形，全缘，主脉3条。

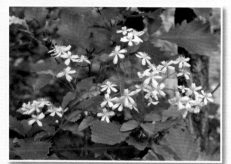

花 圆锥花序顶生或腋生；萼片 4，有时5，花瓣状，长圆状倒卵形，白色或绿白色，外被白色柔毛；雄蕊多数；心皮多数，离生，子房及花柱上密生白毛。花期5~6月。

果 瘦果扁平，花柱宿存延长成白色羽毛状。果期6~7月。

棉团铁线莲

基本特征同上，主要鉴别点为棉团铁线莲为直立草本；叶1~2回羽状全裂；裂片基部再2~3裂，线状披针形、长椭圆状披针形至椭圆形。

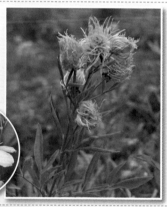

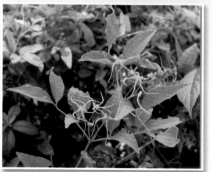

东北铁线莲

基本特征同上，主要鉴别点东北铁线莲为木质藤本，植物干时不变黑。叶1回羽状复叶，小叶5（~7）；瘦果两侧稍扁，不扁平。

徐长卿 Xuchangqing

祛风，化湿，止痛，止痒

来源产地

为萝藦科植物徐长卿 *Cynanchum paniculatum* (Bge.) Kitag 的干燥根和根茎。生于阳坡草丛中，也有栽培。主产于江苏、浙江、安徽。

性味功用

辛，温。用于风湿痹痛，胃痛胀满，牙痛，腰痛，跌打损伤，风疹，湿疹。3～12g，后下。

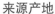

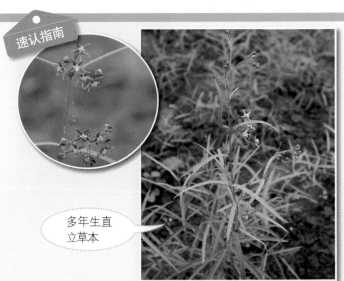

多年生直立草本

叶 叶对生，纸质，披针形至线形，两端急尖，两面无毛或上面具疏柔毛，叶缘稍反卷有睫毛。

花 圆锥聚伞花序腋生；花冠黄绿色，近辐状，副花冠裂片5；花粉块每室1个，下垂；子房椭圆形，柱头五角形，顶端略突起。花期5～7月。

果 蓇葖果单生，披针状。果期9～12月。

川乌 Chuanwu（附：附子）

祛风除湿，温经止痛

来源产地

川乌为毛茛科植物乌头 *Aconitum carmichaelii* Debx.的干燥母根。生于山地、丘陵地、林缘。栽培为主。主产于四川、陕西。

性味功用

辛，苦，热；有大毒。用于风寒湿痹，关节疼痛，心腹冷痛，寒疝作痛及麻醉止痛。一般炮制后用；生品内服宜慎；孕妇禁用。不宜与半夏、瓜蒌、瓜蒌子、瓜蒌皮、天花粉、川贝母、浙贝母、平贝母、伊贝母、湖北贝母、白蔹、白及同用。

速认指南

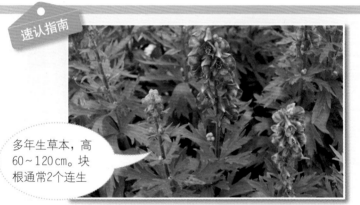

多年生草本，高60～120 cm。块根通常2个连生

叶 叶互生，具柄；叶片卵圆形，革质，宽5～12cm或有时更宽，掌状3裂几达基部，两侧裂片再2裂，中央裂片菱状楔形，上部再3浅裂，各裂片边缘有粗齿或缺刻，上面暗绿色，下面灰绿色。

花 总状花序窄长；花青紫色，盔瓣盔形，侧瓣近圆形；雄蕊多数；心皮3～5，离生。花期6～7月。

果 蓇葖果长圆形。果期7～8月。

附 附子为乌头子根的加工品。

豨莶草 Xixiancao

祛风湿，利关节，解毒

来源产地

为菊科植物豨莶 *Siegesbeckia orientalis* L.、腺梗豨莶 *Siegesbeckia pubescens* Makino或毛梗豨莶 *Siegesbeckia glabrescens* Makino的干燥地上部分。生于山坡、路边、林缘，全国各地均产。

性味功用

辛、苦，寒。用于风湿痹痛，筋骨无力，腰膝酸软，四肢麻痹，半身不遂，风疹湿疮。9~12g。

速认指南

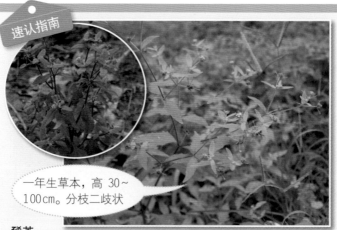

一年生草本，高 30~100 cm。分枝二歧状

豨莶

叶 叶对生；茎中部叶三角状卵形或卵状披针形，两面被毛，下面有腺点，边缘有不规则的锯齿，顶端渐尖，基部浅裂，并下延成翅柄。

花 头状花序多数排成圆锥状；总苞片条状匙形，2层；总花梗不分枝，顶端一枝梗最短，被紫褐色头状有柄腺毛；舌状花黄色，雌性，稍短；管状花两性。花期5~7月。

果 瘦果稍膨胀而常弯曲。果期7~9月。

腺梗豨莶

基本特征同上，主要鉴别点为植株较粗壮，株高40～100cm；分枝非二歧状；叶缘有不规则的粗齿；头状花序，花序梗密被紫褐色头状具柄腺毛和长柔毛。

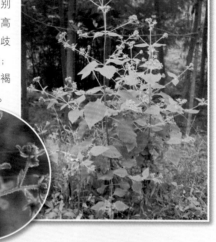

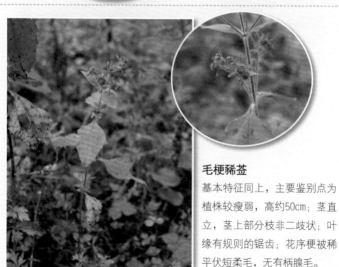

毛梗豨莶

基本特征同上，主要鉴别点为植株较瘦弱，高约50cm；茎直立，茎上部分枝非二歧状；叶缘有规则的锯齿；花序梗被稀平伏短柔毛，无有柄腺毛。

草乌 Caowu

利水渗湿，泄热，化浊降脂

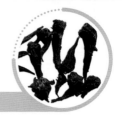

来源产地

草乌为毛茛科植物北乌头 *Aconitum kusnezoffii* Reichb.的干燥块根。生于山地、丘陵草地、林下。主产于黑龙江、辽宁、吉林、北京、河南、陕西、内蒙古。

性味功用

辛、苦，热；有大毒。用于风寒湿痹，关节疼痛，心腹冷痛，寒疝作痛及麻醉止痛。一般炮制后用。生品内服宜慎；孕妇禁用；不宜与半夏、瓜蒌、瓜蒌子、瓜蒌皮、天花粉、川贝母、浙贝母、平贝母、伊贝母、湖北贝母、白蔹、白及同用。

速认指南

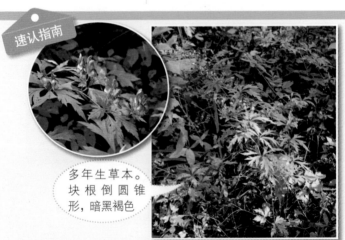

多年生草本。块根倒圆锥形，暗黑褐色

叶 茎中部叶五角形，基部心形，3裂；中央裂片菱形，渐尖，近羽状深裂，小裂片披针形；侧全裂片斜扇形，不等2深裂。

花 花序常分枝，具9~22朵花。萼片5，紫蓝色，外面几无毛；上萼片盔形；侧萼片长1.4~1.7cm，下萼片长圆形；花瓣 2。花期7~9月。

果 蓇葖果。果期7~9月。

伸筋草 Shenjincao

祛风除湿，舒筋活络

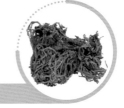

来源产地

为石松科植物石松*Lycopodium japonicum* Thunb.的干燥全草。生于疏林及溪边酸性土壤中。主产于浙江、湖北、江苏。

性味功用

微苦、辛，温。用于关节酸痛，屈伸不利。3～12g。

速认指南

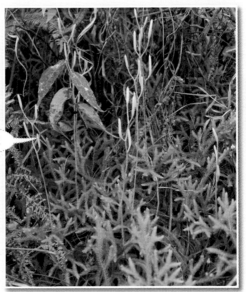

多年生草本

茎 主茎下部伏卧，生根，营养枝为多回分叉。

叶 叶小，多列密生。叶线状钻形，长3～7mm，顶端芒状，螺旋状排列，全缘或微锯齿。

孢子枝 从第二年或第三年营养枝上生出，高出营养枝；孢子囊穗棒状，有柄，单生或2～6个着生于孢子枝上部；孢子叶卵状三角形，边缘有不规则锯齿，孢子囊肾形，淡黄褐色。孢子期6～8月。

五加皮 Wujiapi

祛风除湿，补益肝肾，强筋壮骨，利水消肿

来源产地

为五加科植物细柱五加*Acanthopanax gracilistylus* W. W. Smith的干燥根皮。生于灌木丛林，山坡路旁。主产于湖北、河南、安徽等地。

性味功用

辛、苦，温。用于风湿痹病，筋骨痿软，小儿行迟，体虚乏力，水肿，脚气。5~10g。

速认指南

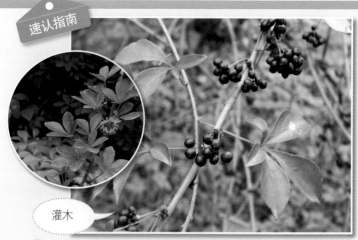

灌木

叶　小叶5，稀3~4，在长枝上互生，在短枝上簇生；小叶片膜质至纸质，几无柄，倒卵形至倒披针形，先端尖，基部楔形，边缘有细钝齿，两面无毛或沿脉疏生刚毛。

花　伞形花序单个，稀2个腋生或顶生在短枝上，有花多数；花梗细长，花黄绿色；萼近全缘或有5小萼齿，花瓣5；雄蕊5；子房2室；花柱2。花期4~8月，

果　果实扁球形，黑色。果期6~10月。

络石藤 Luoshiteng

祛风通络，凉血消肿

来源产地

为夹竹桃科植物络石*Trachelospermum jasminoides* (Lindl.) Lem.的干燥带叶藤茎。生于山野、荒地，常攀援附生在石上、墙上或其他植物上。主产于江苏、安徽、湖北、山东等地。

性味功用

苦，微寒。用于风湿热痹，筋脉拘挛，腰膝酸痛，喉痹，痈肿，跌仆损伤。6~12g。

速认指南

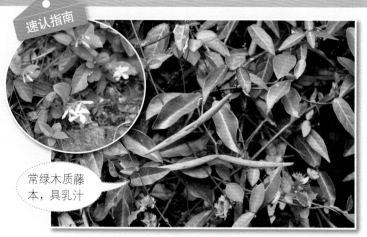

常绿木质藤本，具乳汁

叶 叶对生，具短柄；叶片卵状披针形或椭圆形，先端短尖或钝圆，基部宽楔形或圆形，全缘，表面深绿色，背面淡绿色。

花 聚伞花序腋生或顶生；花白色，高脚碟状；花管外被细柔毛，筒中部膨大；花萼反卷，5裂，右向旋转排列，花冠外面和喉部也有柔毛；雄蕊5，着生在花冠筒中部。花期4~5月。

果 蓇葖果长圆形，近于水平展开。果熟期10月。

桑寄生 Sangjisheng

祛风湿，补肝肾，强筋骨，安胎元

来源产地

为桑寄生科植物桑寄生 *Taxillus chinensis* (DC.) Danser 的干燥带叶茎枝。寄生于多种树上。主产于广东、广西。

性味功用

苦、甘，平。用于风湿痹痛，腰膝酸软，筋骨无力，崩漏经多，妊娠漏血，胎动不安，头晕目眩。9～15g。

速认指南

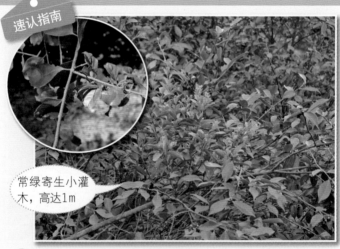

常绿寄生小灌木，高达1m

叶 叶对生或近对生；叶卵形或卵圆形，顶端钝或圆，基部圆形或阔楔形，全缘。

花 花1～3朵排列成聚伞花序，被红褐色星状毛，总花梗长4～5mm，花梗长5～7mm；花萼近球形；花冠狭管状，柔弱，稍弯曲，紫红色，顶端卵圆形，裂片4，外展；雄蕊4。花期4～10月。

果 果椭圆形，具小瘤体及疏毛。

千年健 Qiannianjian

祛风湿，壮筋骨

来源产地

为天南星科植物千年健*Homalomena occulta*（Lour.）Schott的干燥根茎。进口为主，国内主产于云南、广西。

性味功用

苦、辛，温。用于风寒湿痹，腰膝冷痛，拘挛麻木，筋骨痿软。5～10g。

速认指南

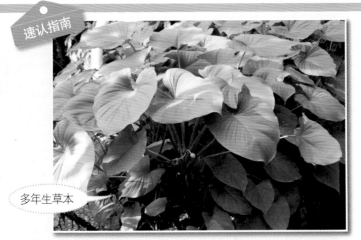

多年生草本

根茎 匍匐，长圆柱形，肉质，径1～2cm。

叶 叶互生，具长柄；叶片近纸质，箭状心形或卵状心形，先端长渐尖，基部近心形，两面光滑无毛，侧脉平展。

花 花序1～3；佛焰苞长圆形或椭圆形，开花前卷成纺锤形，先端尖；肉穗花序具短柄或无柄，花单性同株；雄花生在花序上部，雌花在下部，紧密连接。花期5～6月。

果 浆果。果期8～10月。

木瓜 Mugua

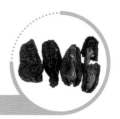

舒筋活络，和胃化湿

来源产地

为蔷薇科植物贴梗海棠*Chaenomeles speciosa*（Sweet）Nakai的干燥近成熟果实。栽培为主。主产于四川、重庆、湖北、湖南、安徽、浙江等地。

性味功用

酸，温。用于湿痹拘挛，腰膝关节酸重疼痛，暑湿吐泻，转筋挛痛，脚气水肿。6～9g。

速认指南

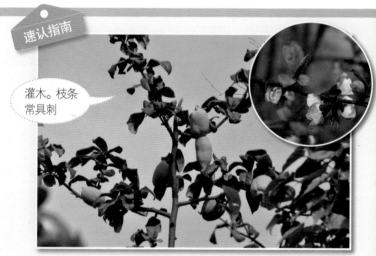

灌木。枝条常具刺

叶 叶卵形至椭圆形，先端急尖或圆钝，基部楔形，边缘具锯齿，较圆钝，尖有腺，两面光滑；托叶肾形或椭圆形。

花 花先叶开放，一般3～5朵簇生；花梗短；萼筒钟状，外面无毛；萼片直立，圆形，外面无毛，内面密生柔毛；花瓣猩红色，甚美丽；雄蕊40～50；花柱5。花期3～5月。

果 果实球形或卵圆形；果期9～10月。

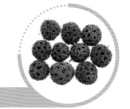

路路通 Lulutong

祛风活络，利水，通经

来源产地

为金缕梅科植物枫香树*Liquidambar formosana* Hance的干燥成熟果序。生于温暖、湿润、肥沃土壤的平原及丘陵山区。主产于江苏、浙江、安徽、福建、湖北。

性味功用

苦，平。用于关节痹痛，麻木拘挛，水肿胀满，乳少，经闭。5～10g。

速认指南

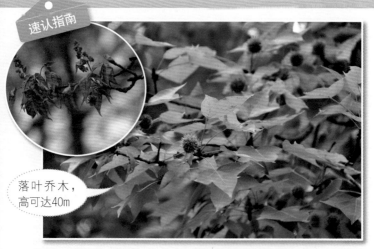

落叶乔木，高可达40m

叶 叶互生。叶片掌状3裂，幼苗及芽发枝上的叶多为掌状5裂，先端渐尖，基部心形，边缘有锯齿。

花 花单性，雌雄同株；雄花排成葇荑花序，无花被，雄蕊多数，花丝不等长；雌花排成球形头状花序，花序梗细长；萼齿5，钻形；无花瓣。花期3～4月。

果 蒴果多数，下半部藏于花序轴内。果期9～10月。

香加皮 Xiangjiapi

利水消肿，祛风湿，强筋骨

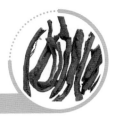

来源产地

为萝摩科植物杠柳*Periploca sepium* Bge.的干燥根皮。生于低山或平原的林缘、山谷。主产于山西、河南、河北、山东。

性味功用

辛、苦，温。有毒。用于下肢浮肿，心悸气短，风寒湿痹，腰膝酸软。3～6g。不宜过量服用。

速认指南

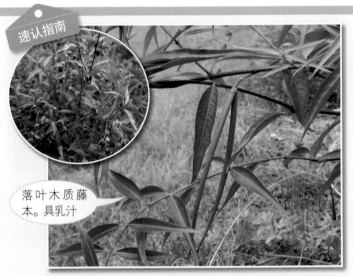

落叶木质藤本。具乳汁

叶 叶披针形或长圆状披针形，先端渐尖，基部楔形，全缘，羽状脉。

花 聚伞花序腋生，有花数朵；花萼5裂，裂片卵圆形，长约3mm，先端钝，里面基部共有腺体10枚；花冠紫红色，辐射状，直径约1.5cm；雄蕊5，花粉器匙形，四合花粉藏于载粉器内。花期5～6月。

果 蓇葖果2，叉生，圆柱形。果期7～9月。

粉萆薢 Fenbixie

利湿去浊，祛风除痹

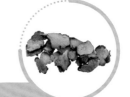

来源产地

为薯蓣科植物粉背薯蓣 *Dioscorea hypoglauca* Palibin 的干燥根茎。生于山坡、沟边、石山灌丛中。主产于浙江、安徽、湖南。

性味功用

苦，平。用于膏淋，白浊，白带过多，风湿痹痛，关节不利，腰膝疼痛。9～15g。

速认指南

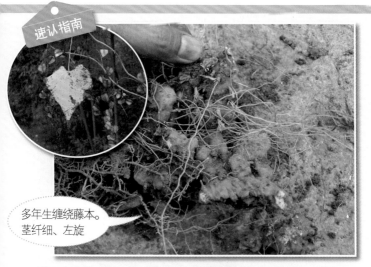

多年生缠绕藤本。茎纤细、左旋

叶　单叶，互生；叶片干后黑色，三角形或宽卵形，先端渐尖，基部心形，边缘波状或近全缘，有时呈半透明干膜质。

花　雄花序单个或2～3个蔟生于叶腋；雌花序穗状，单生；雌花单个或2～3个蔟生，无梗；子房窄长，退化雄蕊丝状。花期5～7月。

果　蒴果近椭圆形，有3翅。果期6～9月。

绵萆薢 Mianbixie

利湿去浊，祛风除痹

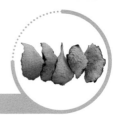

来源产地

为薯蓣科植物绵萆薢*Dioscorea spongiosa* J. Q. Xi, M. Mizuno et W. L. Zhao或福州薯蓣*Dioscorea futschauensis* Uline ex R. Kunth的干燥根茎。生于山坡灌丛、林缘、沟谷边或路旁。主产于浙江、江西、福建。

性味功用

苦，平。用于膏淋，白浊，白带过多，风湿痹痛，关节不利，腰膝疼痛。9～15g。

速认指南

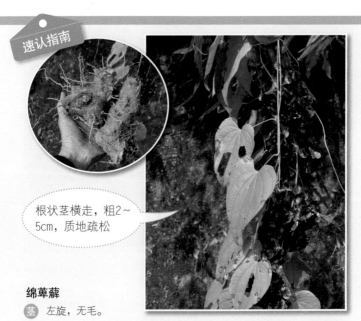

根状茎横走，粗2～5cm，质地疏松

绵萆薢

茎 左旋，无毛。

叶 单叶互生；叶干后浅绿色；叶背面灰白色，三角形或卵状心形，边缘5～9深裂，基出脉9或11。

花 雄花为分枝的穗状花絮或圆锥花序，腋生，单生或间为2朵成对着生，花梗长0.5~1mm，苞片披针形，花被橘黄色，长圆状披针形，雄蕊6；雌花序穗状。花期6~8月。

果 蒴果棕褐色。果期7~10月。

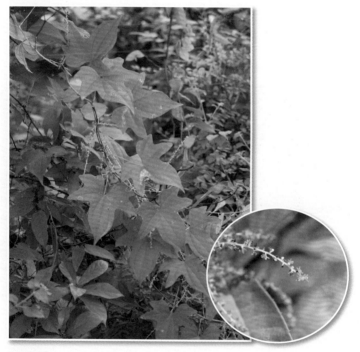

福州薯蓣

基本特征同上，主要鉴别点为根状茎横走，粗1~3.5cm，坚硬，茎基部叶常掌状7裂；花被黄色，后变橘黄色。

两头尖 *Liangtoujian*

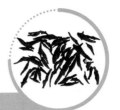

祛风湿，消痈肿

来源产地

为毛茛科植物多被银莲花*Anemone raddeana* Regel 的干燥根茎。生于阔叶林下、沟旁及山坡草丛中。主产于辽宁、吉林。

性味功用

辛，热；有毒。用于风寒湿痹，四肢拘挛，骨节疼痛，痈肿溃烂。1～3g。外用适量。孕妇禁用。

速认指南

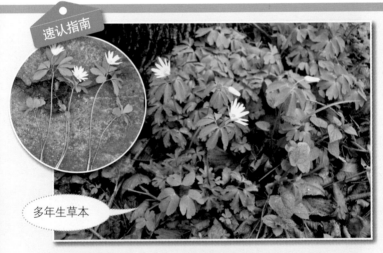

多年生草本

叶 基生叶单一，3出复叶，小叶柄长1～3cm；中央小叶3深裂或深齿裂，倒卵形或椭圆形；侧生小叶斜椭圆形或卵形。

花 花葶长10～30cm；单花；叶状总苞片3出分裂；裂片无柄，顶端深钝齿裂；萼片10～15，白色，或白色稍带紫晕，狭长圆形，无毛；花丝丝状；花药圆柱形。花期4～5月。

果 瘦果狭卵形，有细毛。果期5～6月。

青风藤 Qingfengteng

祛风湿，通经络，利小便

来源产地

为防己科植物青藤*Sinomenium acutum*（Thunb.）Rehd. et Wils.的干燥藤茎。生于山地或旷野灌丛中。主产于湖北、浙江、江苏、陕西。

性味功用

苦、辛，平。用于风湿痹痛，关节肿胀，麻痹瘙痒。6～12g。

速认指南

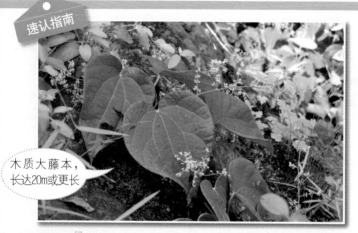

木质大藤本，长达20m或更长

青藤

叶 叶心状卵圆形至阔卵形，顶端渐尖或具短尖，边全缘，有角至5～9裂，裂片尖或钝圆。

花 花序长可达30cm；雄花萼片外轮长圆形至狭长圆形，内轮近卵形，与外轮近等长；花瓣稍肉质；雌花不育雄蕊，丝状；心皮无毛。花期夏季。

果 核果红色至暗紫色。果期秋季。

狗脊 Gouji

除风湿，补肝肾，强腰膝

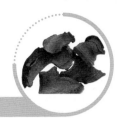

来源产地

为蚌壳蕨科植物金毛狗脊*Cibotium barometz* (L.) J. Sm.的干燥根茎。生于山脚、沟边及林下酸性土中。主产于四川、广东、贵州、浙江、福建。

性味功用

苦、甘，温。用于风寒湿痹，腰膝酸软，下肢无力。6~12g。

速认指南

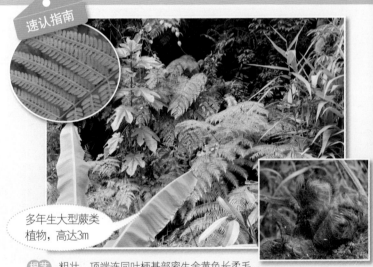

多年生大型蕨类植物，高达3m

根茎 粗壮，顶端连同叶柄基部密生金黄色长柔毛。

叶 叶簇生，叶柄长而粗壮；叶片阔卵状三角形，长达2m，3回羽裂；羽片互生，卵状披针形；小羽片线状披针形，渐尖，羽状深裂至全裂，末回裂片镰状披针形，边缘有浅锯齿。

孢子囊 孢子囊群生于裂片侧脉顶端，囊群盖2瓣，成熟时裂开如蚌壳。

槲寄生 Hujisheng

祛风湿，补肝肾，强筋骨，安胎元

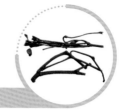

来源产地

为桑寄生科（槲寄生科）植物槲寄生 *Viscum coloratum* (Komar.) Nakai的干燥带叶茎枝。生于阔叶林中，寄生于榆、杨、椴及其他属的植物上。主产于河北、辽宁、吉林、安徽等地。

性味功用

甘，平。用于风湿痹痛，腰膝酸软，筋骨无力，崩漏经多，妊娠漏血，胎动不安，头晕目眩。9～15g。

速认指南

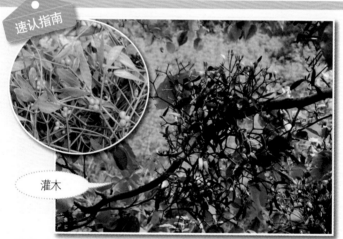

灌木

茎枝 茎、枝均呈圆柱形，二歧或三歧、稀多歧分枝，节稍膨大。

叶 叶对生，稀3枚轮生，长椭圆形至椭圆状披针形；叶柄短。

花 雌雄异株；雄花序聚伞状，雄花花蕾时卵球形，萼片4枚；雌花序聚伞式穗状，具花3～5朵，雌花花蕾时长卵球形，萼片4枚，三角形；柱头乳头状。花期4～5月。

果 球形。果期9～11月。

广藿香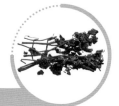
Guanghuoxiang

芳香化浊，和中止呕，发表解暑

来源产地

为唇形科植物广藿香*Pogostemon cablin*（Blanco）Benth.的干燥地上部分。栽培为主。主产于广东、海南。

性味功用

辛，微温。用于湿浊中阻，脘痞呕吐，暑湿表证，湿温初起，发热倦怠，胸闷不舒，寒湿闭暑，腹痛吐泻，鼻渊头痛。3～10g。

速认指南

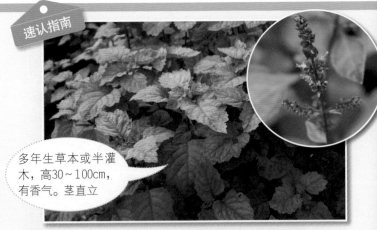

多年生草本或半灌木，高30～100cm，有香气。茎直立

叶 叶对生，叶片圆形或宽卵形，先端短尖或钝，基部楔形或心形，边缘有粗钝齿或有时有浅裂，两面被灰白色短毛，脉上尤多，有腺点，被毛。

花 轮伞花序密集成假穗状花序，顶生或腋生；苞片及小苞片条状披针形；花萼筒状，较苞片长，两面被毛，齿5，钻状披针形；花冠唇形，紫色，4裂；雄蕊4，外伸，花丝分离，中部有髯毛。花期6～7月。果期7～8月。

佩兰 Peilan

芳香化湿，醒脾开胃，发表解暑

来源产地

为菊科植物佩兰*Eupatorium fortunei* Turcz. 的干燥地上部分。栽培为主。主产于江苏、上海、河北、天津、山东。

性味功用

辛，平。用于湿浊中阻，脘痞呕恶，口中甜腻，口臭，多涎，暑湿表证，湿温初起，发热倦怠，胸闷不舒。3～10g。

速认指南

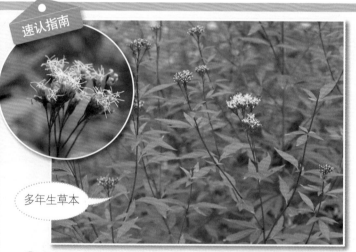

多年生草本

叶 叶对生，3全裂或深裂，中裂片长椭圆形或长椭圆状披针形，先端渐尖，边缘有粗齿或不规则锯齿。

花 头状花序顶生，排成复伞房花序，总苞钟状，总苞片2～3层，外层短，卵状披针形，中、内层苞片渐长；花白色或带微红色，全为管状花，5齿裂；雄蕊5，聚药；子房下位。花期7～11月。

果 瘦果圆柱形，熟时黑褐色，冠毛白色。果期7～11月。

厚朴 Houpo

燥湿消痰，下气除满

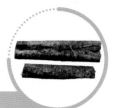

来源产地

为木兰科植物厚朴*Magnolia officinalis* Rehd. et Wils.或凹叶厚朴*Magnolia officinalis* Rehd. et Wils. var. *biloba* Rehd. et Wils.的干燥干皮、根皮及枝皮。栽培为主。主产于四川、重庆、湖北、浙江、福建、湖南等地。

性味功用

苦、辛，温。用于湿滞伤中，脘痞吐泻，食积气滞，腹胀便秘，痰饮喘咳。3～10g。

速认指南

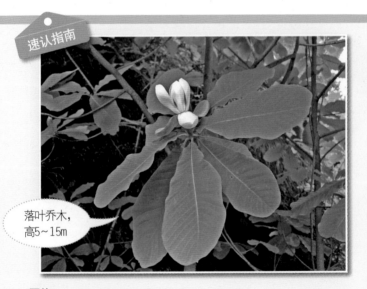

落叶乔木，高5～15m

厚朴

叶 叶互生；叶椭圆状倒卵形，革质，先端钝圆，有短尖，基部楔形，全缘或微波状，幼叶下面密生灰色毛。

花 花白色，芳香；萼片与花瓣为9～12，或更多，肉质，近等长；萼片长圆状倒卵形；花瓣匙形；雄蕊多数；雌蕊群椭圆状卵形。花期4～5月。

果 聚合果椭圆状卵形。果期9～10月。

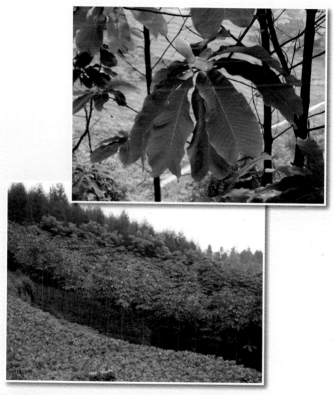

凹叶厚朴

基本特征同上，主要鉴别点为叶片顶端凹缺成2钝圆浅裂片。

苍术
Cangzhu

燥湿健脾，祛风散寒，明目

来源产地

为菊科植物茅苍术*Atractylodes lancea*（Thunb.）DC.的干燥根茎。生于山坡、灌丛，或草丛。商品以栽培为主。主产于河北、山西、陕西等地。

性味功用

辛、苦，温。用于湿阻中焦，脘腹胀满，泄泻，水肿，脚气痿躄，风湿痹痛，风寒感冒，夜盲，眼目昏涩。3~9g。

速认指南

多年生草本

叶 叶互生，卵状披针形或椭圆形，顶端渐尖，基部渐狭，边缘有不规则细锯齿，上部叶多不裂，无柄；下部叶有柄或无柄，中央裂片较大，卵形，两侧的较小。

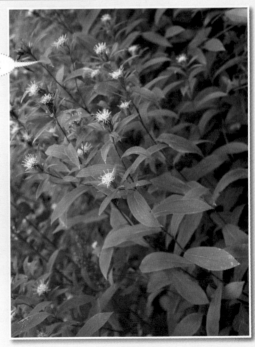

花 头状花序顶生，总苞圆柱形，苞片6～8层，卵形至披针形；花多数，两性花与单性花多异株；两性花有多数羽状长冠毛，花冠白色；单性花一般均为雌花。花期6~10月。

果 瘦果椭圆形。果期6～10月。

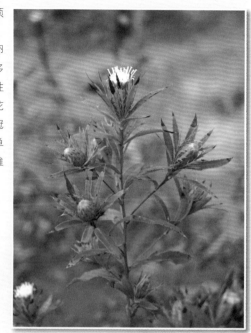

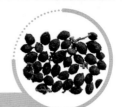

砂仁 Sharen

化湿开胃，温脾止泻，理气安胎

来源产地

为姜科植物阳春砂 *Amomum villosum* Lour.、绿壳砂 *Amomum villosum* Lour. var. *xanthioides* T. L. Wu et Senjen 或海南砂 *Amomum longiligula*re T. L. Wu 的干燥成熟果实。生于山沟林下阴湿处。阳春砂以栽培为主，主产于广东、云南。绿壳砂野生，主产于云南。海南砂野生，主产于海南和广东。

性味功用

辛，温。用于湿浊中阻，脘痞不饥，脾胃虚寒，呕吐泄泻，妊娠恶阻，胎动不安。3~6g，后下。

速认指南

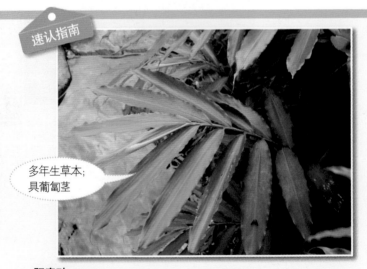

多年生草本；具葡匐茎

阳春砂

叶 叶片披针形或矩圆状披针形，顶端具尾状细尖头，基部近圆形，无柄；叶舌长3~5mm。

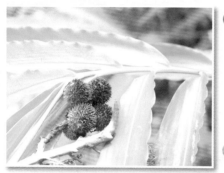

花 穗状花序自根状茎发出；花萼白色；花冠管长1.8cm，裂片卵状矩圆形，白色；唇瓣圆匙形，宽约1.6cm，顶端具突出、2裂、反卷、黄色的小尖头，中脉凸起，紫红色，其余白色。花期3～5月。

果 果矩圆形，紫色，干时褐色。果期7～9月。

绿壳砂

基本特征同上，主要鉴别点为叶舌长3～5mm，果实熟时绿色或浅棕色。

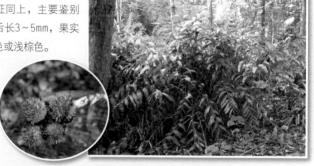

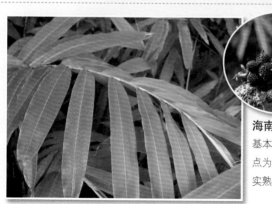

海南砂

基本特征同上，主要鉴别点为叶舌长2～4.5cm，果实熟时褐黑色。

豆蔻 Doukou

化湿行气，温中止呕，开胃消食

来源产地

为姜科植物白豆蔻*Amomum kravanh* Pierre ex Gagnep.或爪哇白豆蔻*Amomum compactum* Soland ex Maton的干燥成熟果实。白豆蔻从柬埔寨和泰国进口，称为"原豆蔻"。爪哇白豆蔻从印度尼西亚进口，称为"印尼白蔻"。

性味功用

辛，温。用于湿浊中阻，不思饮食，湿温初起，胸闷不饥，寒湿呕逆，胸腹胀痛，食积不消。3～6g，后下。

速认指南

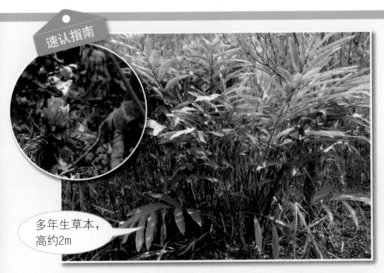

多年生草本，高约2m

白豆蔻

叶 叶二列；叶舌圆形，被粗长柔毛；几无叶柄；叶片狭椭圆形或披针形，先端尾尖，基部楔形，两面无毛。

🌼 花序二至多个从茎基处抽出，长7~14cm，径3~4.5cm，椭圆形或卵形；总苞片宽椭圆形至披针形，长2~3cm，宽1~1.8cm，膜质或薄纸质，被柔毛；花着生于苞片的腋内；花冠裂片3，白色。花期4~5月。

🫐 蒴果球形。果期7~8月。

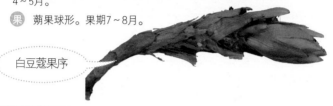

白豆蔻果序

爪哇白豆蔻

基本特征同上，主要鉴别点为花序倒卵形至倒锥形，长3~7cm，径2.5~4.5cm；苞片椭圆形，长1.8~2.5cm，宽 8~16mm。

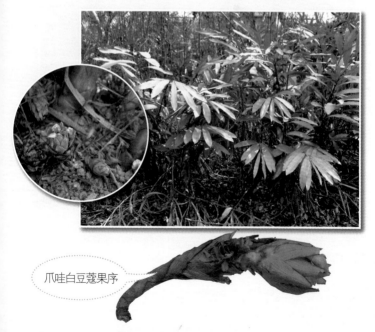

爪哇白豆蔻果序

草豆蔻 Caodoukou

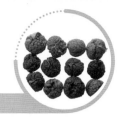

燥湿行气，温中止呕

来源产地

为姜科植物草豆蔻*Alpinia katsumadai* Hayata的干燥近成熟种子。生于沟谷、河边、林缘阴湿处或草丛中。主产于海南、广东、广西。

性味功用

辛，温。用于寒湿内阻，脘腹胀满冷痛，嗳气呕逆，不思饮食。3~6g。

速认指南

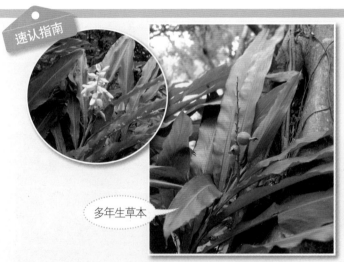

多年生草本

叶 叶片条状披针形，顶端渐尖并有一短尖头，边缘被毛。

花 总状花序直立，花序轴被粗毛；苞片宽椭圆形；花萼钟状；花冠管长约8mm，内被长柔毛，裂片矩圆形，边缘稍内卷，具缘毛；唇瓣三角状卵形，顶端微2裂，具自中央向边缘放射的彩色条纹；雄蕊长约1.2cm。花期4~5月。

果 果球形。果期7~9月。

草果 _{Caoguo}

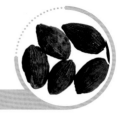

燥湿温中，除痰截疟

来源产地

为姜科植物草果*Amomum tsao-ko* Crevost et Lemaire的干燥成熟果实。生于山坡疏林下。栽培为主。主产于云南。

性味功用

辛、温。用于寒湿内阻，脘腹胀痛，痞满呕吐，疟疾寒热，瘟疫发热。3～6g。

速认指南

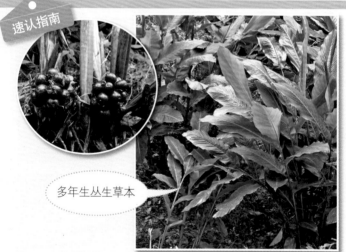

多年生丛生草本

叶 叶2列；叶柄短或几无柄；叶片长椭圆形或披针状长圆形，先端渐尖，基部楔形，全缘，边缘干膜质。

花 花序从茎基部抽出，卵形或长圆形，径约5cm；苞片长圆形至卵形，先端钝圆，浅橙色；花冠白色；唇瓣中肋两侧具紫红色条纹。花期4～5月。

果 蒴果长圆形或卵状椭圆形。果期6～9月。

茯苓 Fuling

燥湿行气，温中止呕

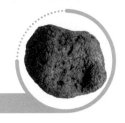

来源产地

为多孔菌科真菌茯苓*Poria cocos* (Schw.) Wolf的干燥菌核。生于向阳、温暖的山坡，疏松、排水良好的砂质土壤，多寄生于松属植物较老的根部。栽培为主。主产于广西、广东、云南、安徽、湖南、湖北、河南。

性味功用

甘、淡，平。用于水肿尿少，痰饮眩悸，脾虚食少，便溏泄泻，心宁不安，惊悸失眠。10~15g。

速认指南

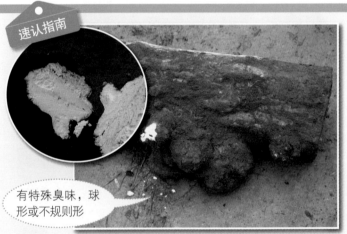

有特殊臭味，球形或不规则形

菌核 大小不等，大者直径20~50cm，或更长大。新鲜时较软，干燥后坚硬。外为淡灰棕色或深褐色，有瘤状皱缩的皮壳；内部由多数菌丝体组成，粉粒状，外层淡粉红色，内部白色；子实体平卧于菌核表面，白色。老时或干燥后变浅褐色。管孔多角形或不规则形，孔壁薄，孔缘渐变为齿状。

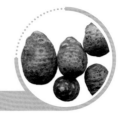

泽泻 Zexie

利水渗湿，泄热，化浊降脂

来源产地

为泽泻科植物泽泻 *Alisma orientale* (Sam.) Juzep.的干燥块茎。生于浅沼泽地或水稻田中。栽培为主。主产于四川、福建。

性味功用

甘、淡，寒。用于小便不利，水肿胀满，泄泻尿少，痰饮眩晕，热淋涩痛，高脂血症。6~10g。

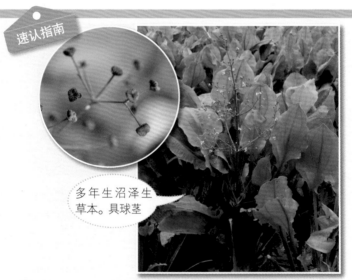

速认指南

多年生沼泽生草本。具球茎

叶 叶基生，叶片长椭圆形或宽卵形，先端短尖，基部圆形或心形。

花 花茎高40~80cm，花两性，成顶生圆锥花序；有苞片；外轮花被宽卵形，先端钝，具7脉；内轮花被倒宽卵形、边缘波状，膜质，白色，比外轮花被片小；雄蕊6；心皮多数，离生，花柱弯曲。花期6~7月。

果 瘦果，扁平。果期7~9月。

薏苡仁 Yiyiren

利水渗湿，健脾止泻，除痹，排脓，解毒散结

来源产地

为禾本科植物薏苡 *Coix lacryma-jobi* L. var. *mayuen* (Roman.) Stapf 的干燥成熟种仁。栽培为主。主产于福建、河北、辽宁。

性味功用

甘、淡，凉。用于水肿，脚气，小便不利，脾虚泄泻，湿痹拘挛，肺痈，肠痈，赘疣，癌肿。9～30g。孕妇慎用。

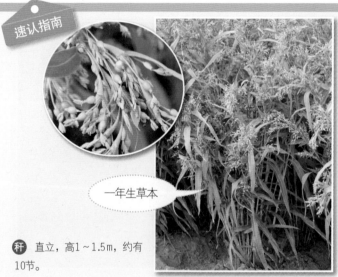

速认指南

一年生草本

秆 直立，高1～1.5m，约有10节。

叶 叶鞘光滑，上部短于节间；叶舌质硬；叶片线状披针形，长达30cm。

花 总状花序，腋生成束，直立或下垂，具总梗；雌小穗位于花序的下部，长7～9mm，外包以念珠状总苞，小穗和总苞等长，能育小穗第一颖，下部膜质，上部厚纸质，先端钝，具10数。花期7～10月。

果 颖果饱满，总苞甲壳质，易破，先端具颈状喙。果期7～10月。

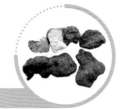

猪苓 Zhuling

利水渗湿

来源产地

为多孔菌科真菌猪苓*Polyporus umbellatus* (Pers.) Fries的干燥菌核。生于阔叶林或混交林中，菌核埋生于地下树根旁。多栽培。主产于陕西、甘肃、山西、河北、云南等地。

性味功用

甘、淡、平。用于小便不利，水肿，泄泻，淋浊，带下。6~12g。

速认指南

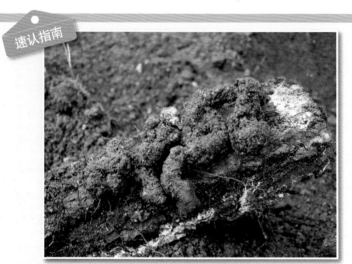

菌核 呈不规则凹凸不平瘤状突起的块状或球状，稍扁，有的有分枝如姜状，表面棕黑色或黑褐色，有油漆光泽，内部白色至淡褐色，半木质化。

子实体 在夏秋季条件适宜时从菌核体内伸出地面，伞形或伞状半圆形，有柄，菌盖肉质柔软，近圆形而薄，中凹，有淡黄褐色的纤维状鳞片，无环纹，边缘薄而锐，常内卷；管口圆形至多角形。

赤小豆 Chixiaodou

利水消肿，解毒排脓

来源产地

为豆科（蝶形花科）植物赤小豆*Vigna umbellata* Ohwi et Ohashi或赤豆*Vigna angularis* Ohwi et Ohashi的干燥成熟种子。栽培为主。主产于浙江、江西、广东、广西等地。

性味功用

甘、酸，平。用于水肿胀满，脚气浮肿，黄疸尿赤，风湿热痹，痈肿疮毒，肠痈腹痛。9～30g。

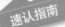

一年生草本。茎直立或上部缠绕状

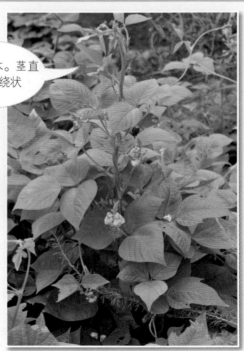

赤小豆

叶 3出羽状复叶；托叶披针形，基部以上着生；顶生小叶披针形或长圆状披针形，先端渐尖，基部圆形或近截形；侧生小叶比顶生小叶略小；小托叶线形。

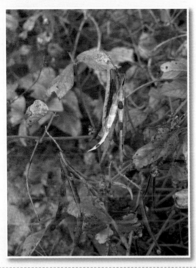

花 总状花序，腋生或顶生，有2～3朵花；萼钟状，萼齿披针形；花冠黄色。花期6～7月。

果 荚果，细圆柱形；种子长圆形，种脐凹陷。果期8～9月。

赤豆

基本特征同上，主要鉴别点为赤豆为一年生直立草本，种子短圆柱形，长5～8mm，直径4～5mm，多为暗红色，种脐不凹陷。

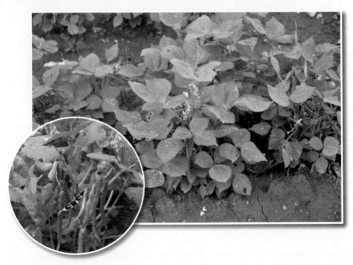

广金钱草 Guangjinqiancao

利湿退黄，利尿通淋

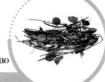

来源产地

为豆科（蝶形花科）植物广金钱草 *Desmodium styracifolium*（Osb.）Merr. 的干燥地上部分。生于山坡草地或丘陵灌丛中。栽培为主。主产于广西、广东。

性味功用

甘、淡，凉。用于黄疸尿赤，热淋，石淋，小便涩痛，水肿尿少。15~30g。

速认指南

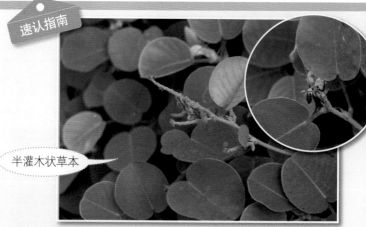

半灌木状草本

茎 直立或平卧，枝与叶柄均密被黄色短柔毛。

叶 叶互生；叶柄长1~1.8cm；小叶1~3，中间小叶大，圆形，长2.5~4.5cm；侧生小叶长圆形，较小，先端微凹，基部浅心形或近平截，全缘，上面无毛，下面密被银白色丝毛，侧脉羽状，平行，约为10对，小托叶钻形。

花 总状花序腋生或顶生，花小；花萼被粗毛，萼齿披针形；花冠蝶形，紫色，有香气。花期6~9月。

果 荚果线状长圆形，有荚节3~6个。果期7~10月。

通草 Tongcao

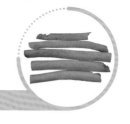

清热利尿，通气下乳

来源产地

为五加科植物通脱木*Tetrapanax papyrifer* (Hook.) K. Koch的干燥茎髓。生于向阳肥厚的土壤上。主产于江苏、湖南、湖北、重庆、四川、浙江、安徽。

性味功用

甘、淡，微寒。用于湿热淋证，水肿尿少，乳汁不下。3～5g。孕妇慎用。

速认指南

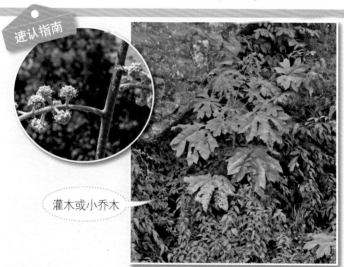

灌木或小乔木

叶 叶大型，集生于茎顶；叶轮廓近圆形，掌状5～11裂，裂片通常为叶片全长的1/3或1/2。

花 圆锥花序大型，长50cm或更长，由多数球状聚伞花序聚集而成；苞片、总花梗、花梗、小苞片均密生白色星状绒毛；花黄白色，密被星状毛。花期10～12月。

果 浆果球形，紫黑色。果期次年1～2月。

石韦 Shiwei

泻水逐饮，消肿散结

来源产地

为水龙骨科植物庐山石韦Pyrrosia shearreri（Bak.）Ching、石韦Pyrrosia lingua（Thunb.）Farwell或有柄石韦Pyrrosia petiolosa（Christ）Ching的干燥叶。生于林下岩石或树干上。庐山石韦主产于安徽、浙江、湖南、湖北等地。石韦主产于河南、浙江、安徽等地。有柄石韦全国各地均产。

性味功用

甘、苦，微寒。用于热淋，血淋，石淋，小便不通，淋沥涩痛，肺热喘咳，吐血，衄血，尿血，崩漏。6~12g。

速认指南

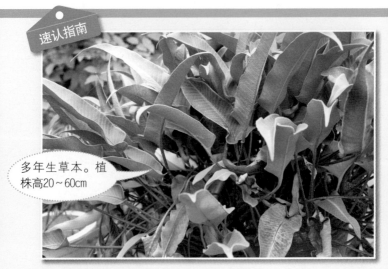

多年生草本。植株高20~60cm

庐山石韦

茎 根状茎粗壮，横走或斜升，密生棕色鳞片。

叶 叶一型，近生，坚革质；叶柄长10～30cm，粗壮；叶片阔披针形，长20～40cm，宽3～5cm，向顶部渐狭，锐尖头，向基部变宽，为不等的圆耳形或心形，不下延，上面有小凹点，下面生黄色紧密的星状毛。

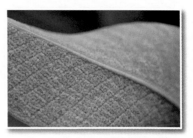

孢子 孢子囊群在侧脉间排成多行，无盖。

石韦

基本特征同上，主要鉴别点为叶片基部常对称，长一般不超过15cm，侧脉明显，叶片干后平坦。

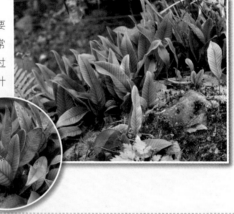

有柄石韦

基本特征同上，主要鉴别点为叶二型，疏生；叶片基部常对称，长一般不超过15cm，干后通常向上内卷成筒状；叶脉不明显。

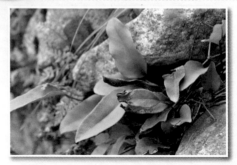

木通

Mutong（附：预知子）

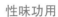

利尿通淋，清心除烦，通经下乳

来源产地

木通为木通科植物木通*Akebia quinata*（Thunb.）Decne.、三叶木通*Akebia trifoliate*（Thunb.）Koidz. 或白木通*Akebia trifoliate*（Thunb.）Koidz. var. *australis*（Diels）Rehd.的干燥藤茎。生于山谷、山坡灌丛、沟缘或疏林半阴湿处。分布于陕西、河南、山东、安徽、江苏、江西、湖北、湖南、广东、广西、重庆、四川等地。

性味功用

苦，寒。用于淋证，水肿，心烦尿赤，口舌生疮，经闭乳少，湿热痹痛。3～6g。

速认指南

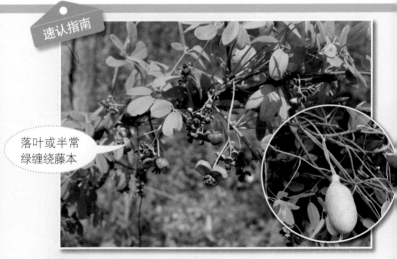

落叶或半常绿缠绕藤本

木通

🍃 掌状复叶，常5叶簇生于短枝顶端；小叶5枚，革质，倒卵形至椭圆形，先端短尖或微凹，基部宽楔形或圆形，全缘，下面稍呈粉白色。

花 单性，雌雄同株，花紫色，总状花序腋生；雄花密生于花序上部，花被3，雄蕊6，花丝扁，退化雌蕊3或4；雌花1~2朵生于花序下部，较大，苞片线状披针形，花被3，宽椭圆形，退化雄蕊6，雌蕊6。花期4~5月。

果 浆果状蓇葖果。果期5~8月。

三叶木通

基本特征同上，主要鉴别点为掌状复叶，小叶3枚，纸质或薄革质，边缘深波状或齿状。

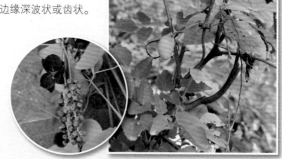

白木通

基本特征同上，主要鉴别点为掌状复叶，小叶3枚，革质，全缘或微波状。

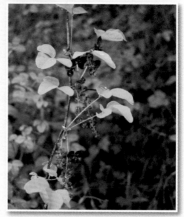

附 预知子为木通、三叶木通或白木通的干燥近成熟果实。

车前子

Cheqianzi

（附：车前草）

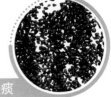

清热利尿通淋，渗湿止泻，明目，祛痰

来源产地

车前子为车前科植物车前 *Plantago asiatica* L. 或平车前 *Plantago depressa* Willd. 的干燥成熟种子。生于平原、山坡、路旁等。车前以栽培为主，主产于江西、河南、四川。平车前以野生为主，主产于黑龙江、辽宁、河北。

性味功用

甘，寒。用于热淋涩痛，水肿胀满，暑湿泄泻，目赤肿痛，痰热咳嗽。9～15g。

速认指南

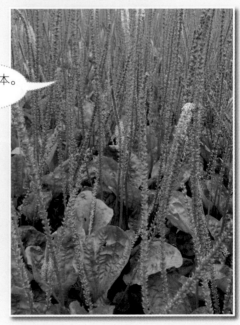

多年生草本。具须根

车前

叶 叶基生，叶片椭圆形、广卵形或卵状椭圆形，叶缘近全缘、波状或有疏齿至弯缺，两面无毛或被短柔毛，具5～7条弧形脉。

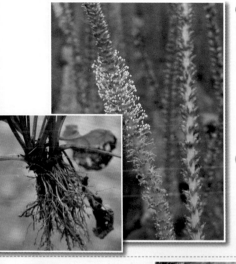

花 花密生成穗状花序；苞片宽三角形；花萼裂片倒卵状椭圆形或椭圆形，先端钝，边缘白色膜质；花冠裂片披针形或长三角形，先端渐尖，反卷，淡绿色。花期6~9月。

果 蒴果椭圆形或卵形；种子长圆形，常为5~6粒。果期7~9月。

平车前

基本特征同上，主要鉴别点为平车前具主根（直根系）。

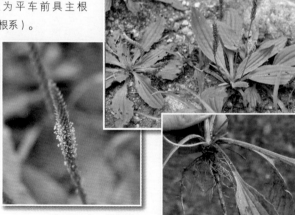

附 车前草为车前或平车前的干燥全草。

海金沙 Haijinsha

清利湿热，通淋止痛

来源产地

为海金沙科植物海金沙*Lygodium japonicum* (Thunb.) Sw.的干燥成熟孢子。攀援于其他植物上，野生于山坡草丛中。主产于广东、浙江等地。

性味功用

甘、咸，寒。用于热淋，石淋，血淋，膏淋，尿道涩痛。6～15g，包煎。

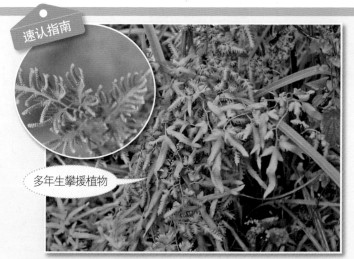

多年生攀援植物

叶 叶为1～2回羽状复叶；能育羽片卵状三角形，小叶卵状披针形，边缘有锯齿或不规则分裂，上部小叶无柄，羽状或戟形，下部的有柄；不育羽片尖三角形，通常与能育的羽片相似，但为1回羽状复叶，小叶阔线形或基部分裂成不规则的小片。

孢子囊 在2回小叶的齿及裂片顶端成穗状排列，孢子囊盖鳞片状，卵形。孢子囊多在夏秋两季产生。

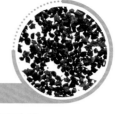

地肤子 Difuzi

清热利湿，祛风止痒

来源产地

为藜科植物地肤*Kochia scoparia* (L.) Schrad.的干燥成熟果实。生于山野荒地、田野、路旁。主产于江苏、山东、河南、河北、北京。

性味功用

辛、苦，寒。用于小便涩痛，阴痒带下，风疹，湿疹，皮肤瘙痒。9~15g。外用适量。

速认指南

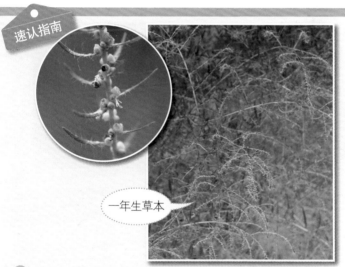

一年生草本

叶 披针形或线状披针形，先端短渐尖，基部渐狭；茎上部叶较小，无柄。

花 两性或雌性，常1~3个簇生于叶腋；花被近球形，淡绿色，花被裂片近三角形；翅端附属物三角形至倒卵形，有时近扇形，膜质，边缘微波状或具缺刻；花丝丝状；柱头2，丝状，紫褐色。花期6~9月。

果 胞果扁球形。果期7~10月。

萹蓄 Bianxu

利尿通淋，杀虫，止痒

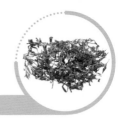

来源产地

为蓼科植物萹蓄*Polygonum aviculare* L.的干燥地上部分。生于田野、路旁、水边和湿地。全国大部分地区均产，以河南、四川、浙江、山东产量最大。

性味功用

苦，微寒。用于热淋涩痛，小便短赤，虫积肿痛，皮肤湿疹，阴痒带下。9～15g。外用适量，煎洗患处。

速认指南

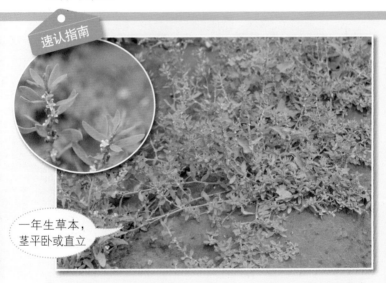

一年生草本，茎平卧或直立

叶 叶窄椭圆形、长圆状倒卵形，先端钝尖，基部楔形，全缘，无毛。

花 花生于叶腋，1～5朵簇生；花被5裂，裂片具窄的白色或粉红色的边缘；雄蕊8，花丝短；花柱3，分离。花期 5～7月。

果 瘦果三棱状卵形，褐色。果期8～10月。

灯心草 Dengxincao

清心火，利小便

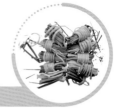

来源产地

为灯心草科植物灯心草*Juncus effusus* L.的干燥茎髓。生于湿地、沼泽边、溪边、田边等潮湿地带，也可栽培。主产于江苏、四川、云南等地。

性味功用

甘、淡，微寒。用于心烦失眠，尿少涩痛，口舌生疮。1~3g。

速认指南

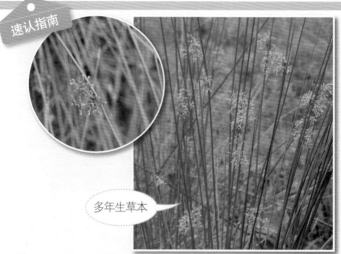

多年生草本

茎　丛生，直立，圆柱状，直径1.5~4mm，绿色，具纵条纹；髓部白色，下部鞘状叶数枚，长可达15cm，红褐色或淡黄色，上部的绿色，有光泽；叶片退化呈刺芒状。

花　花序聚伞状，假侧生，多花；花小，淡绿色；花被片6，2轮；雄蕊3，稀为6；雌蕊1。花期5~6月。

果　蒴果卵状三棱形或椭圆形。果期6~7月。

茵陈 Yinchen

清热利湿，利胆退黄

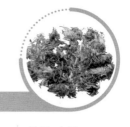

来源产地

为菊科植物滨蒿 *Artemisia scoparia* Waldst. et Kit.或茵陈蒿 *Artemisia capillaris* Thunb.的干燥地上部分。生于山坡、荒地、路边草地上。滨蒿主产于安徽、江西、湖北、江苏、陕西。茵陈蒿主产于江苏、浙江、江西。

性味功用

苦、辛，微寒。用于黄疸尿少，湿温暑湿，湿疮瘙痒。6~15g。外用适量，煎汤熏洗。

速认指南

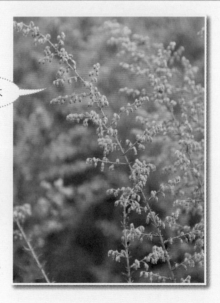

多年生草本

茵陈蒿

茎叶 叶近圆形、长卵形，2~3回羽状全裂，具长柄；茎中部叶初时两面被短柔毛，后脱落，叶长圆形或长卵形，1~2回羽状全裂，每侧具裂片2~3枚，不分裂或再3全裂，

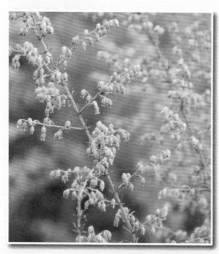

小裂片丝线形或为毛发状,宽0.2~0.3（~0.5）mm,多少弯曲；茎上部叶与分枝上叶及苞片叶3~5全裂或不分裂。

花 头状花序近球形,极多数。花果期7~10月。

茵陈蒿

基本特征同上,主要鉴别点为中部叶1~2回羽状全裂,小裂片宽（0.5~）1mm以上。

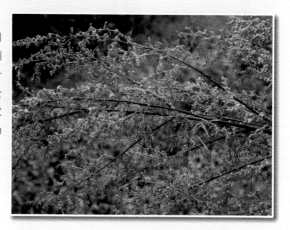

虎杖 Huzhang

利湿退黄，清热解毒，散瘀止痛，止咳化痰

来源产地

为蓼科植物虎杖 *Polygonum cuspidatum* Sieb. et Zucc. 的干燥根茎及根。生于山坡、溪谷、灌丛、路旁等。主产于江苏、浙江、安徽、广东、广西、四川、云南。

性味功用

微苦，微寒。用于湿热黄疸，淋浊，带下，风湿痹痛，痈肿疮毒，水火烫伤，经闭，癥瘕，跌打损伤，肺热咳嗽。9～15g。外用适量，制成煎液或油膏涂敷。孕妇慎用。

速认指南

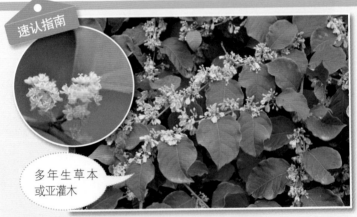

多年生草本或亚灌木

叶 叶卵形、卵状椭圆形或近圆形，先端短尖，基部圆形或宽楔形，全缘；托叶鞘筒状，早落。

花 花单性，雌雄异株，成腋生或顶生的圆锥花序；花被5深裂，2轮，外轮3片在结果时增大，背部具翅；雄花具雄蕊8，雌花有花柱3，柱头头状。花期7～9月。

果 瘦果倒卵形。果期8～10月。

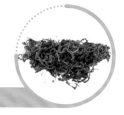

垂盆草 Chuipencao

利湿退黄，清热解毒

来源产地

为景天科植物垂盆草*Sedum sarmentosum* Bunge的干燥全草。生于低山坡岩石上、山谷、阴湿处，也有栽培。主产于江苏、浙江、安徽。

性味功用

甘、淡，凉。用于湿热黄疸，小便不利，痈肿疮疡。15~30g。

速认指南

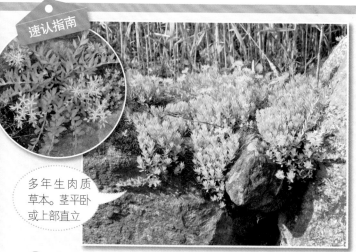

多年生肉质草本。茎平卧或上部直立

叶 3叶轮生，无柄，叶片倒披针形至矩圆形，顶端近急尖，基部有距，全缘，肉质。

花 花序聚伞状，直径5~6cm，有3~5个分枝；花无梗；萼片5；花瓣5，淡黄色，披针形至矩圆形；雄蕊较花瓣短；心皮5，略叉开。花期4~5月。

果 蓇葖果。果期6~7月。

金钱草 Jinqiancao

利湿退黄，利尿通淋，解毒消肿

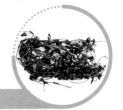

来源产地

为报春花科植物过路黄*Lysimachia christinae* Hance的干燥全草。生长于路边、沟边及山坡、疏林、草丛阴湿处。主产于四川。

性味功用

甘、咸，微寒。用于湿热黄疸，胆胀胁痛，石淋，热淋，小便涩痛，痈肿疔疮，蛇虫咬伤。15~60g。

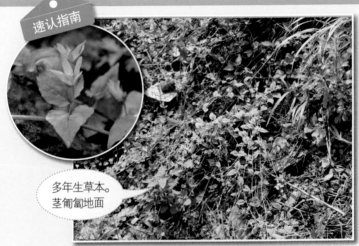

速认指南

多年生草本。茎匍匐地面

叶 叶对生；叶片心形或宽卵形，先端钝尖或钝形，基部心形或近圆形，全缘，两面均有黑色腺条，主脉1。

花 花成对腋生；花萼5深裂，外面有黑色腺条；花冠5裂，黄色，裂片椭圆形，有明显的黑色腺条；雄蕊5，与花瓣对生；花柱单一，圆柱状，柱头圆形，子房上位，胚珠多数。花期5~7月。

果 蒴果球形。果期6~8月。

鸡骨草 Jigucao

利湿退黄，清热解毒，疏肝止痛

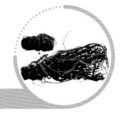

来源产地

为豆科（蝶形花科）植物广州相思子*Abrus cantoniensis* Hance的干燥全株。栽培为主，少量野生。主产于广西、广东。

性味功用

甘、微苦，凉。用于湿热黄疸，胁肋不舒，胃脘胀痛，乳痈肿痛。15～30g。

速认指南

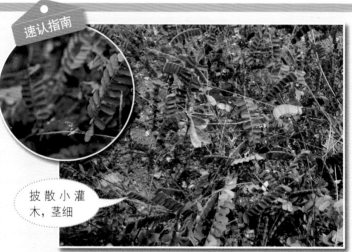

披散小灌木，茎细

叶 偶数羽状复叶互生；小叶8～12对，长圆形或倒卵形，先端平截，有小尖头，基部宽楔形或圆形，上面被疏毛，下面被紧贴的粗毛。

花 总状花序腋生；花萼黄绿色，杯状；花冠淡紫红色，旗瓣宽椭圆形，翼瓣狭，龙骨瓣弓形；雄蕊9，花丝合生成一管，第10个雄蕊缺。花期8月。

果 荚果长圆形，扁平；种子4～6。果期9~10月。

陈皮

Chenpi

（附：青皮、橘红、橘核）

理气健脾，燥湿化痰

来源产地

陈皮为芸香科植物橘*Citrus reticulata* Blanco 及其栽培变种的干燥成熟果皮。药材分为"陈皮"和"广陈皮"。多栽培。主产于四川、广东、福建、浙江。

性味功用

苦、辛，温。用于脘腹胀满，食少吐泻，咳嗽痰多。3～10g。

速认指南

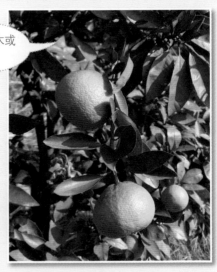

常绿灌木或小乔木

叶 叶披针形或椭圆形，先端窄而钝圆，常稍凹，基部楔形，全缘或有细锯齿，侧脉明显；叶柄细长，叶柄的翅多为2～3mm。

花 花小，黄白色，单生或2～3朵簇生于叶腋，萼浅杯状；花瓣5，长椭圆形；雄蕊18～25；子房9～15室。花期5～7月。

果 柑果扁球形或球形，果皮易与瓤囊分离。果期11～12月。

附 青皮为橘及其栽培变种的干燥幼果或未成熟果实的果皮。橘红为橘及其栽培变种的干燥成熟果实的外层果皮。橘核为橘及其栽培变种的干燥成熟种子。

佛手 Foshou

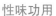

疏肝理气，和胃止痛，燥湿化痰

来源产地

为芸香科植物佛手*Citrus medica* L. var. *sarcodactylis* Swingle的干燥果实。栽培为主。主产于四川。

性味功用

辛、苦、酸、温。用于肝胃气滞，胸胁胀痛，胃脘痞满，食少呕吐，咳嗽痰多。3～10g。

速认指南

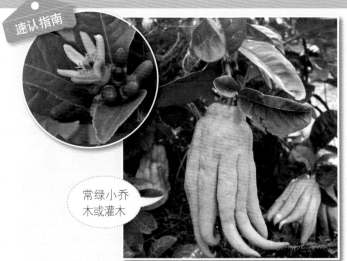

常绿小乔木或灌木

叶 单叶互生；叶柄短，无翅，无关节；叶片长椭圆形或倒卵状长圆形，先端钝，有时微凹，基部近圆形或楔形，边缘有浅波状钝锯齿。

花 花单生，簇生或为总状花序；花萼杯状，5浅裂，裂片三角形；花瓣5，内面白色，外面紫色；雄蕊多数；了房椭圆形，上部窄尖。花期4～5月。

果 柑果卵形或长圆形，顶端分裂如拳状。果熟期10～12月。

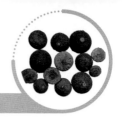

枳实 Zhishi（附：枳壳）

破气消积，化痰散痞

来源产地

枳实为芸香科植物酸橙*Citrus aurantium* L.及其栽培变种或甜橙*Citrus sinensis* Osbeck的干燥幼果。栽培为主。酸橙主产于湖南、重庆、江西。甜橙主产于广东、广西、四川、贵州。

性味功用

苦、辛、酸，微寒。用于积滞内停，痞满胀痛，泻痢后重，大便不通，痰滞气阻，胸痹，结胸，脏器下垂。3～10g。孕妇慎用。

速认指南

常绿小乔木，分枝多

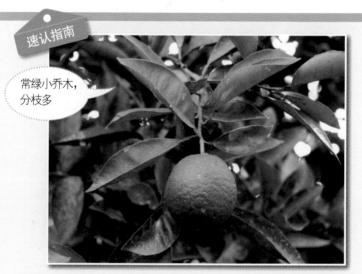

酸橙

叶 单身复叶，互生；叶片宽椭圆形或宽卵形，先端窄而锐或急尖，基部圆形或宽楔形；叶柄翅倒卵形，宽1～1.5cm，有时较窄或宽，叶柄短。

花 花白色，单生或2～3朵簇生于叶腋；萼杯状，5浅裂；花瓣5，长圆形；雄蕊约25，花丝基部结合。花期 5～7月。

果 果近球形，果肉酸带苦味。果期11～12月。

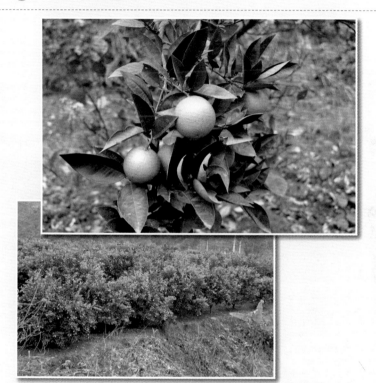

甜橙

基本特征同上，主要鉴别点为翼叶通常明显，但较小，宽2～3mm；果肉味甜或酸甜适中，很少带苦味。

附 枳壳为酸橙及其栽培变种的干燥未成熟果实。

香橼 Xiangyuan

疏肝理气，宽中，化痰

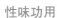

来源产地

为芸香科植物枸橼*Citrus medica* L. 或香圆*Citrus wilsonii* Tanaka的干燥成熟果实。多栽培。枸橼主产于云南、广西、四川。香圆主产于浙江、江苏。

性味功用

辛、苦、酸，温。用于肝胃气滞，胸胁胀痛，脘腹痞满，呕吐噫气，痰多咳嗽。3～10g。

速认指南

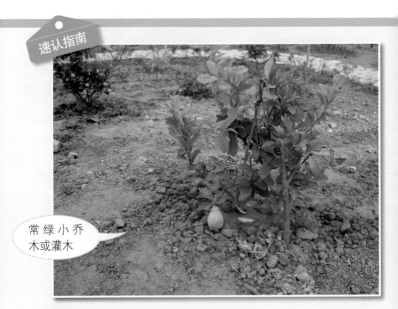

常绿小乔木或灌木

枸橼

叶 叶大，互生；叶柄短，无叶翅或略有痕迹；叶革质，长圆形或卵状长圆形，边缘有锯齿，有半透明油腺点。

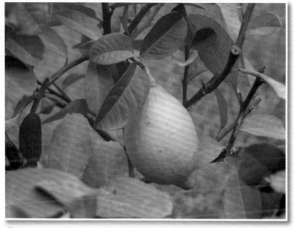

🌸 **花** 总状花序或3~10朵簇生于叶腋；两性花或因雌蕊退化而成雄性花，白色，具短柄；花萼浅杯状，上端5浅裂；花瓣5，内面白色，外面淡紫色；雄蕊30~60；子房上部渐窄，花柱肥大，宿存。花期4月。

🍊 **果** 柑果，顶端有一乳头状突起。果期10~11月。

香圆

基本特征同上，主要鉴别点为植株高4~11m；叶片为单身复叶，叶柄有宽翼，呈倒心形；柑果顶端无乳头状突起。

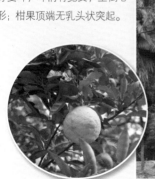

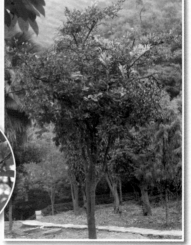

木香 Muxiang

行气止痛，健脾消食

来源产地

为菊科植物木香*Aucklandia lappa* Decne.的干燥根。栽培为主。主产云南、湖北、甘肃、四川。

性味功用

辛、苦，温。用于胸胁、脘腹胀痛，泻痢后重，食积不消，不思饮食。煨木香实肠止泻。用于泄泻腹痛。3~6g。

速认指南

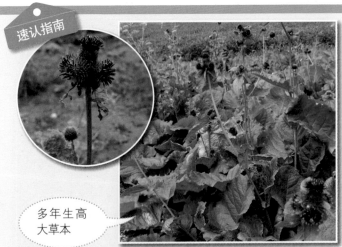

多年生高大草本

叶 基生叶大型，具长柄，叶片三角状卵形或长三角形，基部心形，通常向叶柄下延成不规则分裂的翅状，边缘不规则浅裂或微波状；茎生叶较小。

花 头状花序顶生及腋生，通常2~3个丛生于花茎顶端，头状花序直径约3cm；总苞片约10层，三角状披针形或长披针形，外层最短；花全部管状，暗紫色，花冠5裂。花期5~8月。

果 瘦果线形。果期9~10月。

香附 Xiangfu

疏肝解郁，理气宽中，调经止痛

理气药

来源产地

为莎草科植物莎草*Cyperus rotundus* L.的干燥根茎。生于山坡草地，路边荒地，田间沟边等向阳处。主产于山东、河南等地。

性味功用

辛、微苦、微甘，平。用于肝郁气滞，胸胁胀痛，疝气疼痛，乳房胀痛，脾胃气滞，脘腹痞闷，胀满疼痛，月经不调，经闭痛经。6～10g。

速认指南

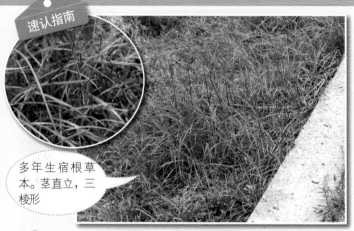

多年生宿根草本。茎直立，三棱形

叶 叶基生，短于秆，叶鞘棕色，常裂成纤维状；叶片窄线形，先端尖，全缘，具平行脉。

花 苞片2～4，叶状，长于花序；长侧枝聚伞花序单出或复出，有3～6个开展的辐射枝；小穗线形，3～10个排成伞形；鳞片紧密，中间白色，两侧赤褐色；每鳞片内有1花，雄蕊3，子房上位，柱头3，伸出鳞片外。花期6～8月。

果 小坚果椭圆形，具3棱。果期7～11月。

199

乌药 Wuyao

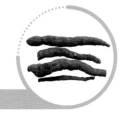

行气止痛，温肾散寒

来源产地

为樟科植物乌药*Lindera aggregate*（Sims）Kosterm. 的干燥块根。生于向阳荒地灌木林中或草丛中。主产于浙江、湖南。

性味功用

辛，温。用于寒凝气滞，胸腹胀痛，气逆喘急，膀胱虚冷，遗尿尿频，疝气疼痛，经寒腹痛。6~10g。

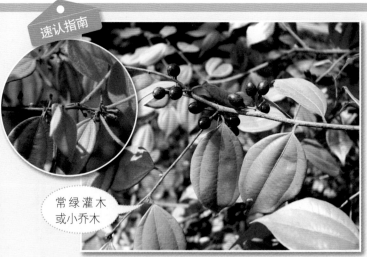

速认指南

常绿灌木或小乔木

根 根纺锤形，有结节膨大。

叶 互生，革质；叶椭圆形至卵形，先端尖或尾状渐尖，上面亮绿色，下面灰褐白色，被淡褐色长柔毛，后变光滑，主脉3条。

花 花小，黄绿色，伞形花序腋生；花单性，雌雄异株；花被6片，雄花有能育雄蕊9枚，花药2室；雌花有不育雄蕊多数。花期3~4月。

果 核果近球形。果期9~10月。

沉香 Chenxiang

行气止痛，温中止呕，纳气平喘

来源产地

为瑞香科植物白木香*Aquilaria sinensis*（Lout.）Gilg含有树脂的木材。进口为主，我国主产于海南、广东等地。

性味功用

辛、苦，微温。用于胸腹胀闷疼痛，胃寒呕吐呃逆，肾虚气逆喘急。1~5g，后下。

速认指南

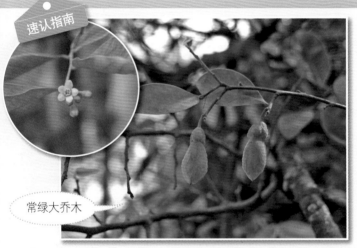

常绿大乔木

叶 叶互生；革质，长卵形、倒长卵形或椭圆形，先端渐尖，有光泽；基部楔形，全缘，下面及叶柄被伏贴绒毛。后渐无毛。

花 伞形花序顶生和腋生；花被钟形，先端5裂，长圆形，雄蕊10枚，花药长圆形，花丝粗壮；子房上位，卵形，花柱极短，柱头大，扁球形。花期4~5月。

果 蒴果木质，密被灰色毛。果期7~8月。

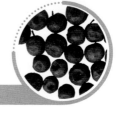

川楝子
Chuanlianzi

疏肝泄热，行气止痛，杀虫

来源产地

川楝子为楝科植物川楝*Melia toosendan* Sieb.et Zucc.的干燥成熟果实。多生于平原、丘陵，少量栽培。主产于四川、重庆、贵州、湖北、湖南、江西、云南等地。

性味功用

苦，寒；有小毒。用于肝郁化火，胸胁、脘腹胀痛，疝气疼痛，虫积腹痛。5~10g。

速认指南

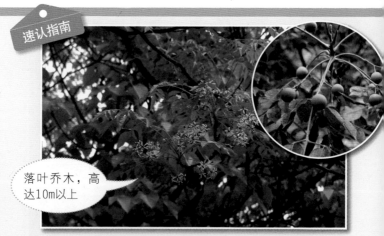

落叶乔木，高达10m以上

叶 2回羽状复叶；小叶5~11，有短柄；叶片狭卵形或长卵形，长4~7cm，宽2~3cm，先端渐尖，基部圆形，常偏斜，全缘或有疏小齿，幼时两面密被黄色星状毛。

花 圆锥花序腋生；花萼5~6；花瓣5~6，紫色或淡紫色；雄蕊为花瓣的2倍，花丝连合成筒状；子房上位，瓶状，6~8室。花期3~4月。

果 核果椭圆形或近圆形，直径1.3~2.5cm；种子黑色。果期9~11月。

檀香 Tanxiang

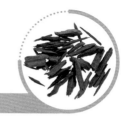

行气温中，开胃止痛

来源产地

为檀香科植物檀香 *Santalum album* L.树干的干燥心材。药材主要靠进口。主产于印度、澳大利亚、印度尼西亚。

性味功用

辛，温。用于寒凝气滞，胸膈不舒，胸痹心痛，脘腹疼痛，呕吐食少。2~5g。

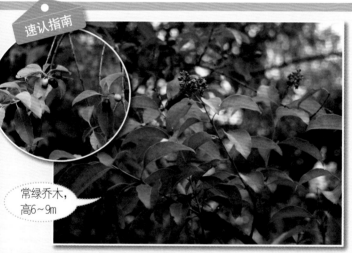

速认指南

常绿乔木，高6~9m

🍃 **叶** 单叶对生，革质，椭圆状卵形或卵状披针形，先端渐尖，基部楔形，全缘，上面绿色，下面苍白色。

🌸 **花** 聚伞状圆锥花序，花小，初为淡黄色后变为紫黄色；花被钟形，先端4裂，裂片卵圆形；蜜腺4枚，着生于花被管中部与花被片互生；雄蕊4枚，花丝线形；子房半下位，花柱柱状，柱头3裂。花期为6~7月。

🍒 **果** 核果球形，成熟时黑色。

薤白 Xiebai

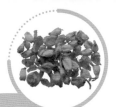

通阳散结，行气导滞

来源产地

为百合科植物小根蒜*Allium macrostemon* Bge. 或薤*Allium chinense* G. Don的干燥鳞茎。小根蒜生于田间、草地或山坡草丛，主产于黑龙江、吉林、辽宁、河北、江苏、湖北。薤以栽培为主，主产于江苏、四川、贵州、湖北。

性味功用

辛、苦，温。用于胸痹心痛，脘腹痞满胀痛，泻痢后重。5~10g。

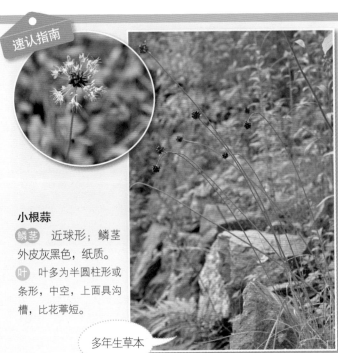

速认指南

小根蒜

鳞茎 近球形；鳞茎外皮灰黑色，纸质。

叶 叶多为半圆柱形或条形，中空，上面具沟槽，比花葶短。

多年生草本

花 花葶圆柱状；伞形花序，花多而密集，或间具珠芽；花柄基部具小苞片；珠芽暗紫色，基部也具小苞片；花淡紫色或淡红色；花被片长圆状卵形至长圆状披针形；雄蕊 6；子房近球形。花期 5~7月。

果 蒴果，近球形。果期 5~7月。

薤

基本特征同上，主要鉴别点为鳞茎数枚聚生，窄卵状，外皮白或带红色，膜质，不裂；花果期10~11月。

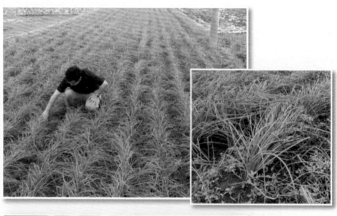

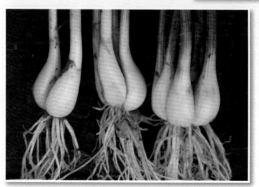

降香 Jiangxiang

化瘀止血，理气止痛

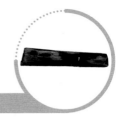

来源产地

为豆科（蝶形花科）植物降香檀 *Dalbergia odorifera* T. Chen树干和根的干燥心材。生于山坡疏林中、林缘或村边开旷地。现多栽培。主产于海南。

性味功用

辛，温。用于吐血，衄血，外伤出血，肝郁胁痛，胸痹刺痛，跌仆伤痛，呕吐腹痛。9~15g，后下。外用适量，研细末敷患处。

速认指南

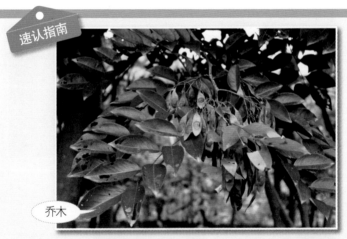

乔木

（叶）单数羽状复叶，小叶互生，9~13片，近革质，卵形或椭圆形，先端钝尖，基部圆形或阔楔形，全缘。

（花）花序腋生，多数聚伞花序集成圆锥花序；花萼钟状，萼片5；花冠淡黄色或白色，旗瓣、翼瓣、龙骨瓣均有爪；雄蕊10，9枚1组；子房狭椭圆形，花柱短，柱头小。花期4~6月。

（果）荚果舌状长椭圆形，扁平。果期6~8月。

大腹皮 Dafupi（附：槟榔）

理气药

行气宽中，行水消肿。

来源产地

大腹皮为棕榈科植物槟榔*Areca catechu* L. 的干燥果皮。栽培为主。主产于海南、云南、台湾。

性味功用

辛，微温。用于湿阻气滞，脘腹胀闷，大便不爽，水肿胀满，脚气浮肿，小便不利。5～10g。

速认指南

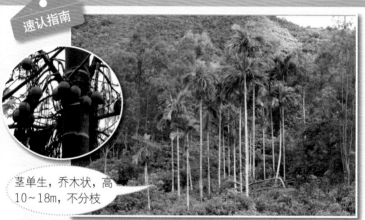

茎单生，乔木状，高10～18m，不分枝

叶 叶在茎顶端丛生；羽状复叶，长1.3～2m，光滑，小叶披针状线形或线形。

花 肉穗花序生于最下一叶的叶鞘束下，有佛焰苞状大苞片，长倒卵形，长达40cm，花序多分枝；花单性，雌雄同株；雄花小，多数，无柄；雌花较大而少，无柄，着生于分枝的下部，花被6，排列成2轮，具退化雄蕊6，花柱3，柱头小。花期3～4月。

果 坚果卵圆形或长圆形，熟时橙黄色。果期12月至次年2月。

附 槟榔为植物槟榔的干燥成熟种子。

郁金 Yùjīn（附：莪术、姜黄）

活血止痛，行气解郁，清心凉血，利胆退黄

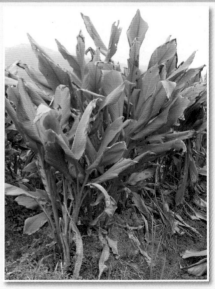

来源产地

为姜科植物温郁金Curcuma wenyujin Y. H. Chen et C. Ling、姜黄Curcuma longa L.、广西莪术Curcuma kwangsiensis S. G. Lee et C. F. Liang或蓬莪术Curcuma phaeocaulis Val.的干燥块根。前两者分别习称"温郁金"和"黄丝郁金"，其余按性状不同习称"桂郁金"或"绿丝郁金"。栽培为主。温郁金、蓬莪术主产于浙江，姜黄主产于四川，广西莪术主产于广西。

性味功用

辛、苦，寒。用于胸胁刺痛，胸痹心痛，经闭痛经，乳房胀痛，热病神昏，癫痫发狂，血热吐衄，黄疸尿赤。3～10g。不宜与丁香、母丁香同用。

速认指南

温郁金

叶 叶片绿色，长圆形或卵状长圆形，长35～75cm，宽14～22cm，两面无毛，基部近圆形或宽楔形，先端渐尖或短尾状。

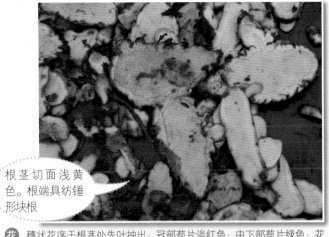

根茎切面浅黄色。根端具纺锤形块根

花 穗状花序于根茎处先叶抽出；冠部苞片淡红色；中下部苞片绿色；花萼白色；花冠白色；花冠裂片长约1.5cm；唇瓣反折，黄色；花丝短；子房密被毛。花期5~6月。

姜黄

基本特征同上，主要鉴别点为根茎断面橙黄色；叶片绿色，两面无毛；花期8月。

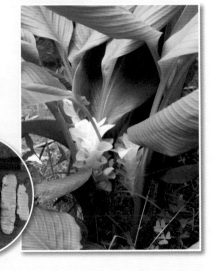

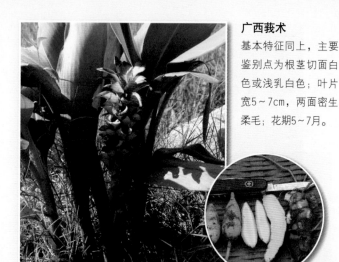

广西莪术

基本特征同上，主要
鉴别点为根茎切面白
色或浅乳白色；叶片
宽5~7cm，两面密生
柔毛；花期5~7月。

蓬莪术

基本特征同上，主要
鉴别点为根茎切面浅
蓝色、浅绿色、浅黄
绿色或黄色；叶片上
面沿中脉两侧有紫色
带直至基部。

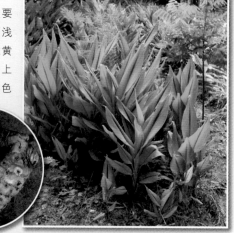

附 莪术为蓬莪术、广西莪术或温郁金的干燥根茎。姜黄为姜黄的干燥
根茎。

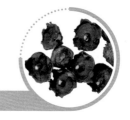

柿蒂 Shidi

降气止呃

来源产地

为柿树科植物柿*Diospyros kaki Thunb.*的干燥宿萼。多栽培。主产于河南、山东。

性味功用

苦、涩，平。用于呃逆。5~10g。

速认指南

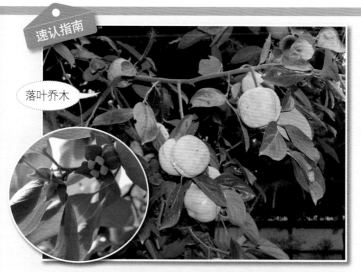

落叶乔木

叶 叶卵状椭圆形、倒卵状椭圆形或长圆形，先端尖，基部宽楔形或近圆形，上面绿色，下面淡绿色，沿叶脉常有毛。

花 雄花序多由1~3朵花组成；雌花及两性花单生；花萼4裂，果熟时增大；花冠黄白色，4裂，有毛；雌花有退化雄蕊8枚，子房上位。花期5~6月。

果 浆果，卵球形或扁球形。果期9~10月。

山奈 Shannai

行气温中，消食，止痛

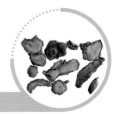

来源产地

为姜科植物山奈*Kaempferia galanga* L. 的干燥根茎。栽培为主。主产于广西、云南。

性味功用

辛，温。用于胸膈胀满，脘腹冷痛，饮食不消。6～9g。

速认指南

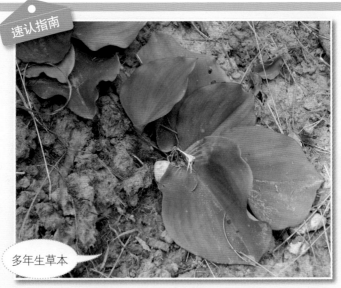

多年生草本

叶 叶2～4，贴地生长；叶片近圆形或宽卵形，先端急尖或近钝形，基部宽楔形或圆形。

花 穗状花序自叶鞘中抽出，具5～12花，每花晨开午谢；小苞片披针形，绿色；花冠管细长，花冠裂片白色。花期8～9月。

果 蒴果。果期8月。

甘松 Gansong

理气止痛，开郁醒脾；外用祛湿消肿

来源产地

为败酱科植物甘松Nardostachys jatamansi DC.的干燥根及根茎。生于高山草原地带或疏林中。主产于四川、甘肃、青海、西藏。

性味功用

辛、甘，温。内服用于脘腹胀满，食欲不振，呕吐；外治用于牙痛，脚气肿毒。3～6g。外用适量，泡汤漱口或煎汤洗脚或研末敷患处。

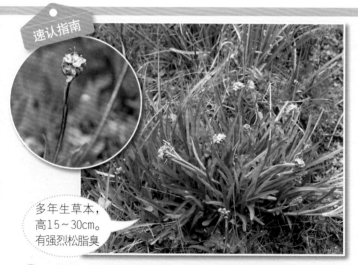

速认指南

多年生草本，高15～30cm。有强烈松脂臭

叶 叶丛生，长匙形或倒披针形，顶端钝渐尖，中部以下渐窄成叶柄状，基部稍扩展成鞘。

花 花茎高达50cm，聚伞花序近圆头状；花淡粉色；花萼5齿裂；花冠漏斗状，里面有白毛，上部5裂；雄蕊4；子房下位。花期6～8月。

果 瘦果长倒卵形。果期8～9月。

化橘红 Huajuhong

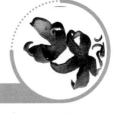

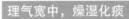
理气宽中，燥湿化痰

来源产地

为芸香科植物化州柚 Citrus grandis 'Tomentosa' [Citrus maxima（Burm.）Merr. cv. Tomentosas] 或柚Citrus grandis（L.）Osbeek[Citrus maxima（Burm.）Merr.]的未成熟或近成熟的干燥外层果皮。前者习称"毛橘红"，后者习称"光七爪"、"光五爪"。人工栽培。主产于广东。

性味功用

辛、苦，温。用于咳嗽痰多，食积伤酒，呕恶痞闷。3~6g。

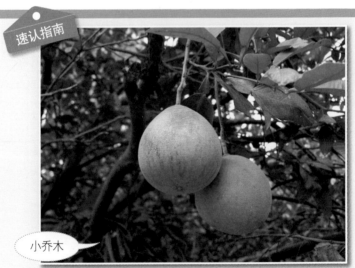

速认指南

小乔木

柚

🍃 单身复叶，叶片椭圆形或卵状椭圆形，长8~20cm，缘有钝圆锯齿；叶柄的翅倒卵状三角形，长1.5~5cm，宽2~4cm；叶柄短，顶端有关节。

花 花单生或数朵簇生于叶腋；萼杯状；花瓣近匙形，开花时反曲，白色；雄蕊比花瓣短；子房球形，花柱与子房近等长。花期5月。

果 柑果，直径10~25cm，近于无毛。果期8~9月。

化州柚

基本特征同上，与柚的主要区别为果密被柔毛，果皮厚；花期4月；果期10~11月。

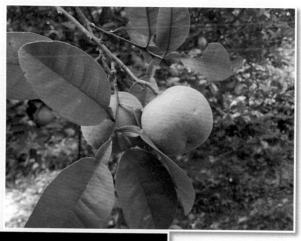

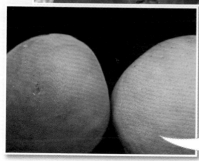

化州柚果实(左)密被柔毛。柚果实（右）近无毛

理气药

玫瑰花 Meiguihua

行气解郁，和血，止痛

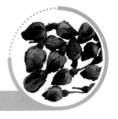

来源产地

为蔷薇科植物玫瑰*Rosa rugosa* Thunb.的干燥花蕾。栽培为主。主产于江苏、浙江。

性味功用

甘、微苦，温。用于肝胃气痛，食少呕恶，月经不调，跌仆伤痛。3～6g。

速认指南

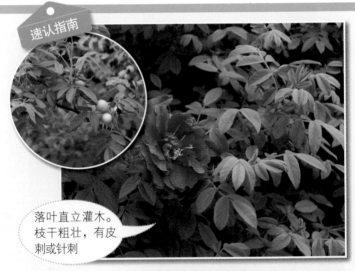

落叶直立灌木。枝干粗壮，有皮刺或针刺

叶 羽状复叶，小叶5～9，椭圆形或椭圆状倒卵形；上面有光泽，多皱；托叶披针形，大部分与叶柄连生，边缘锯齿。

花 花单生，或3～6朵聚生，芳香；萼片卵状披针形，先端尾尖，常扩大成叶状；花瓣紫红色，稀为白色，单瓣或重瓣；花柱离生，有柔毛，微伸至萼筒口外。花期5～7月。

果 蔷薇果，萼片宿存。果期8～9月。

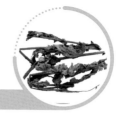

大蓟 Daji

凉血止血，散瘀解毒消痈

来源产地

为菊科植物蓟*Cirsium japonicum Fisch. ex DC.* 的干燥地上部分。生于林下、林缘、荒地、山坡、路边。主产于长江流域和沿海各地。

性味功用

甘、苦，凉。用于衄血，吐血，尿血，便血，崩漏，外伤出血，痈肿疮毒。9~15g。

速认指南

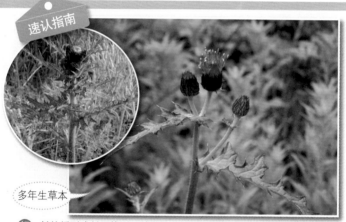

多年生草本

根 长纺锤形或长圆锥形，簇生。

叶 基生叶有柄，叶片倒披针形或倒卵状椭圆形，羽状深裂，裂片5~6对，边缘齿状，齿端具刺，上面疏生丝状毛；中部叶无柄，基部抱茎；上部叶渐小。

花 头状花序单一或数个生于枝端集成圆锥状；总苞钟状；总苞片4~6层，外层较小，顶端有短刺，最内层的较长，无刺；花两性，全部为管状花，花冠紫色或紫红色。花期4~11月。

果 瘦果长椭圆形；冠毛羽状。果期4~11月。

小蓟 Xiaoji

活血行气，祛风止痛

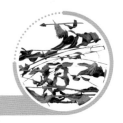

来源产地

为菊科植物刺儿菜 *Cirsium setosum*（Willd）MB. 的干燥地上部分。生于荒地，田间和路旁。全国大部分地区均产。

性味功用

甘、苦，凉。用于衄血，吐血，尿血，血淋，便血，崩漏，外伤出血，痈肿疮毒。5～12g。

速认指南

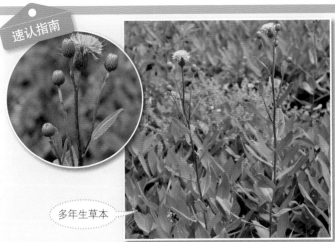

多年生草本

茎 无毛或被蛛丝状毛。

叶 茎生叶椭圆形或椭圆状披针形，顶端短尖或钝，基部窄或钝圆，近全缘或有疏锯齿，边缘有小刺，两面有白色蛛丝状毛。

花 头状花序单生于茎端，雌雄异株；雄花序总苞长约18mm，雌花序总苞长约25mm；总苞片6层，外层甚短，内层披针形，顶端长尖，具刺；雄花花冠长17～20mm，雌花花冠紫红色。花期5～6月。

果 瘦果椭圆形或卵形。果期5～7月。

白茅根 Baimaogen

凉血止血，清热利尿

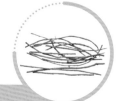

来源产地

为禾本科植物白茅Imperata cylindrica Beauv. var. major（Nees）C. E. Hubb.的干燥根茎。生于路旁、荒地、干草地或山坡。全国各地均产。

性味功用

甘，寒。用于血热吐血，衄血，尿血，热病烦渴，湿热黄疸，水肿尿少，热淋涩痛。9～30g。

速认指南

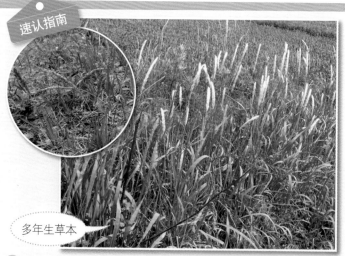

多年生草本

叶 叶多数基部丛生；叶片长10～50cm，主脉明显，向背部突出，顶生叶片很短小。

花 圆锥花序，圆柱状，分枝短缩密集；小穗成对或有时单生，基部围以细长丝状柔毛；两颖等长，或第一颖稍短；雄蕊2，花药黄色；柱头2，深紫色。花期4～6月。

果 颖果。果期6～7月。

地榆 Diyu

凉血止血，解毒敛疮

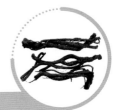

来源产地

为蔷薇科植物地榆 *Sanguisorba officinalis* L.或长叶地榆 *Sanguisorba officinalis* L.var. *longifolia*（Bert.）Yü et Li的干燥根。后者习称"绵地榆"。生于山坡、林缘、灌丛、田边。主产于黑龙江、辽宁、吉林、山东、安徽、江苏、湖南、云南。

性味功用

苦、酸、涩，微寒。用于便血，痔血，血痢，崩漏，水火烫伤，痈肿疮毒。9～15g。外用适量，研末调敷患处。

速认指南

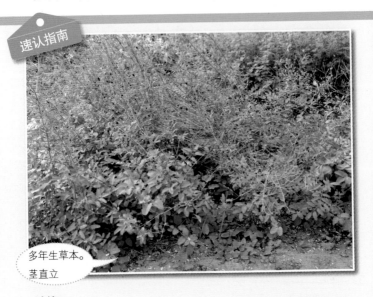

多年生草本。茎直立

地榆

叶　奇数羽状复叶；小叶通常4～6 对，卵形至长圆状卵形，基部心形或歪楔形；托叶抱茎，有齿。

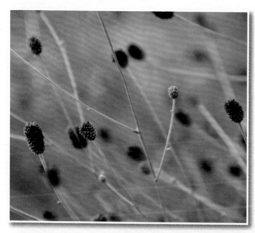

花 花小，密集成近球形或短圆柱形的穗状花序，数个疏生于茎顶，花暗紫红色、紫红色或红色，自花序顶端向下逐渐开放；萼片4；无花冠；雄蕊4，花丝丝状。花期6~9月。

果 瘦果暗棕色。果期6~9月。

长叶地榆

基本特征同上，主要鉴别点为小叶带状长圆形至带状披针形。花果期 8~11月。

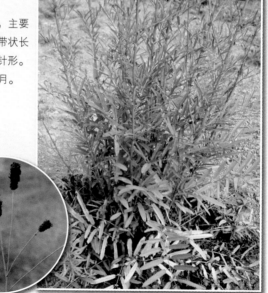

侧柏叶 Cebaiye
（附：柏子仁）

凉血止血，化痰止咳，生发乌发

来源产地

侧柏叶为柏科植物侧柏*Platycladus orientalis* (L.) Franco的干燥枝梢和叶。生于平原、山坡或山崖，部分栽培。全国大部地区均产。

性味功用

苦、涩，寒。用于吐血，衄血，咯血，便血，崩漏下血，肺热咳嗽，血热脱发，须发早白。6～12g。外用适量。

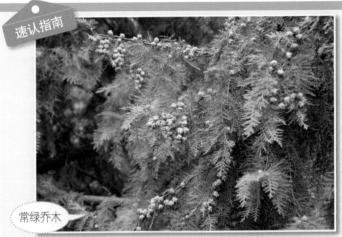

速认指南

常绿乔木

枝 枝条开展，小枝扁平。

叶 叶全为鳞片状，长1～3mm，交互对生。

花 雌雄同株，球花生于枝顶。雄球花有6对交互对生的雄蕊，花药2～4。雌球花有4对交互对生的珠鳞，仅中间两对珠鳞各有胚珠1～2枚。花期4～5月。

果 球果当年成熟，熟时开裂。当年10月球果成熟。

附 柏子仁为侧柏的干燥成熟种仁。

槐花 Huaihua （附：槐角）

凉血止血，清肝泻火

来源产地

槐花为豆科（蝶形花科）植物槐 *Sophora japonica* L.的干燥花及花蕾。栽培为主。全国各地均有种植。

性味功用

苦，微寒。用于便血，痔血，血痢，崩漏，吐血，衄血，肝热目赤，头痛眩晕。5~10g。

速认指南

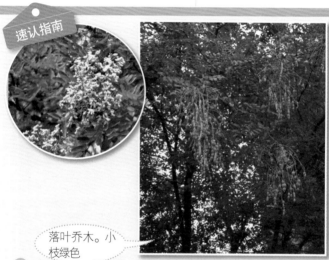

落叶乔木。小枝绿色

叶 小叶7~15，卵状长圆形或卵状披针形，先端急尖，基部圆形或宽楔形，下面有伏毛或白粉。

花 圆锥花序，顶生；花黄白色，有短梗；蝶形花冠，旗瓣近圆形，先端凹，基部具短爪，有紫脉纹，翼瓣与龙骨瓣近等长，同形，具2耳。花期7~8月。

果 荚果，念珠状，果皮肉质不裂。果期10月。

附 槐角为槐的干燥成熟果实。

三七 Sanqi

散瘀止血，消肿定痛

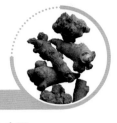

来源产地

为五加科植物三七*Panax notoginseng*（Burk.）F. H. Chen的干燥根和根茎。多栽培。主产于云南、广西。

性味功用

甘、微苦，温。用于咯血，吐血，衄血，便血，崩漏，外伤出血，胸腹刺痛，跌仆肿痛。3～9g。

速认指南

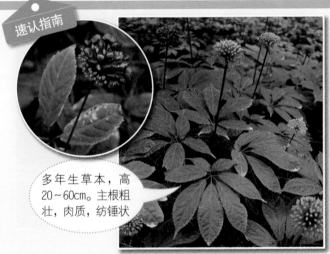

多年生草本，高20～60cm。主根粗壮，肉质，纺锤状

叶 掌状复叶3～6片轮生茎顶；小叶片膜质，长椭圆状倒卵形或倒卵形，沿脉疏生刚毛，基部偏斜，叶缘有密锯齿，齿端有小刚毛，先端渐尖或长渐尖。

花 伞形花序单个顶生，有花80～100朵或更多；小花梗细长，略被毛。花期7～8月。

果 核果熟时红色。果期8～10月。

茜草 Qiancao

凉血，祛瘀，止血，通经

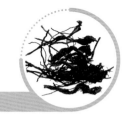

来源产地

为茜草科植物茜草 *Rubia cordifolia* L.的干燥根和根茎。生于山坡、路旁、沟边、林缘。主产于陕西、山西、河南。

性味功用

苦，寒。用于吐血，衄血，崩漏，外伤出血，瘀阻经闭，关节痹痛，跌打肿痛。6～10g。

速认指南

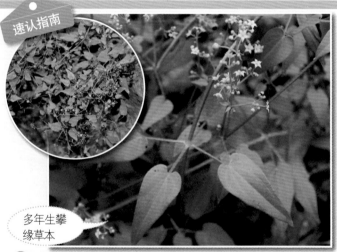

多年生攀缘草本

茎　四棱，蔓生，有倒刺。

叶　4叶轮生，长卵形至卵状披针形，变异甚大，先端锐尖，基部心形；叶脉5，弧状。

花　聚伞花序成圆锥状，顶生和腋生；花小，具短梗；花冠淡黄白色，辐状，5裂；雄蕊5；子房无毛。花期6～9月。

果　果实肉质，双头形，常1室发育，成熟时红色。果期6～9月。

225

蒲黄 Puhuang

止血，化瘀，通淋

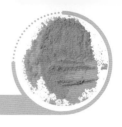

来源产地

为香蒲科植物水烛香蒲 *Typha angustifolia* L.、东方香蒲 *Typha orientalis* Presl 或同属植物的干燥花粉。生于沼泽地、浅水旁。主产于江苏、河南、黑龙江、内蒙古。

性味功用

甘，平。用于吐血，衄血，咯血，崩漏，外伤出血，经闭痛经，胸腹刺痛，跌仆肿痛，血淋涩痛。5～10g，包煎。外用适量，敷患处。孕妇慎用。

速认指南

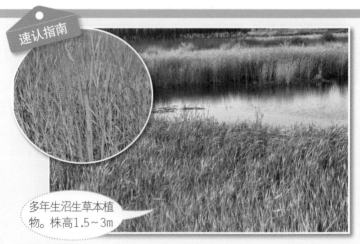

多年生沼生草本植物。株高1.5～3m

水烛香蒲

叶　叶线形，宽 5～12mm，下部为鞘状，抱茎。

花　肉穗花序，雌花序与雄花序间隔一段距离；雄花序在上，长 20～30cm，雄花有雄蕊2～3，基生毛比花药长，顶端分叉或不分叉；雌花在下，基部叶状苞片早落，雌花的小苞片匙形，较柱头短。

东方香蒲

基本特征同上，主要鉴别点为雄花序与雌花序彼此连接，雌花柱头匙形。

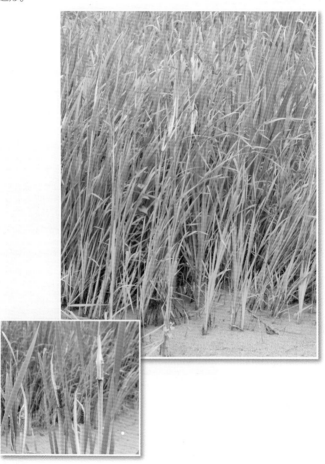

仙鹤草 Xianhecao

收敛止血，截疟，止痢，解毒，补虚

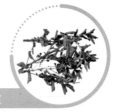

来源产地

为蔷薇科植物龙芽草*Agrimonia pilosa* Ledeb. 的干燥地上部分。生于溪边、路旁、草地、林下、林缘及河边草地。主产于浙江、江苏、湖北、福建等地。

性味功用

苦、涩，平。用于咯血，吐血，崩漏下血，疟疾，血痢，痈肿疮毒，阴痒带下，脱力劳伤。6～12g。

速认指南

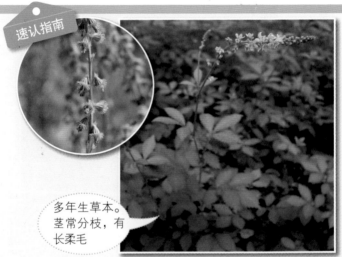

多年生草本。茎常分枝，有长柔毛

叶 奇数羽状复叶，小叶 3～5对，无柄，椭圆状卵形、宽卵形或近圆形，边缘具粗锯齿，两面被柔毛，下面叶脉上较密，并有稀疏的银白色腺体；托叶亚心形，近全缘或具锯齿。

花 顶生总状花序；花萼倒圆锥形，萼片卵状三角形，外生短柔毛；花瓣黄色，比萼片长。花期6～9月。

果 瘦果椭圆形，包于宿存的萼筒内。果期8～10月。

白及 Baiji

收敛止血，消肿生肌

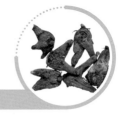

来源产地

为兰科植物白及 *Bletilla striata*（Thunb.）Reichb. f. 的干燥块茎。生于山野、山谷、潮湿地。主产于贵州、四川、湖南、湖北。

性味功用

苦、甘、涩，微寒。用于咯血、吐血，外伤出血，疮疡肿毒，皮肤皲裂。6~15g；研末吞服3~6g。外用适量。不宜与川乌、制川乌、草乌、制草乌、附子同用。

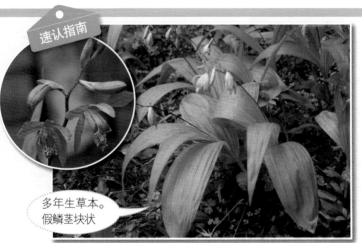

速认指南

多年生草本。假鳞茎块状

叶 叶披针形，多纵皱，无柄，基部具鞘状，环抱茎上，长11~45cm，无毛。

花 总状花序，顶生；花玫瑰红色；萼片和花瓣狭椭圆形；唇瓣倒卵状椭圆形，3裂，具5条纵褶片，从基部伸至近顶端；中裂片宽椭圆形，先端钝，边缘皱波状；侧裂片耳状，向两侧伸展。花期3~5月。

果 蒴果，6纵棱。果期5~6月。

鸡冠花 Jiguanhua

收敛止血，止带，止痢

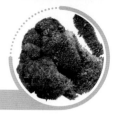

来源产地

为苋科植物鸡冠花*Celosia cristata* L.的干燥花序。栽培为主。主产于河北。

性味功用

甘、涩、凉。用于吐血，崩漏，便血，痔血，赤白带下，久痢不止。6～12g。

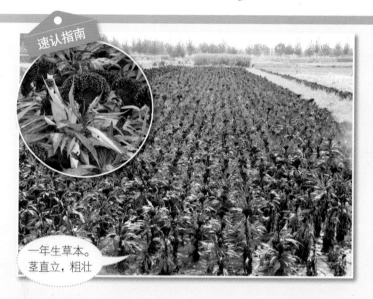

速认指南

一年生草本。茎直立，粗壮

叶 叶卵形或卵状披针形，长5～13cm，顶端渐尖，基部渐狭，全缘。

花 花多数，密生成扁平肉质鸡冠状、卷冠状或羽毛状的穗状花序，中部以下多花；苞片、小苞片和花被片红色、紫色、黄色、淡红色，干膜质，宿存；雄蕊花丝下部合生成杯状。花期7～10月。

果 胞果卵形。包于宿存的花被内。果期7～10月。

棕榈 Zonglü

收涩止血

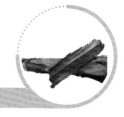

来源产地

为棕榈科植物棕榈 *Trachycarpus fortunei* (Hook. f.) H. Wendl. 的干燥叶柄。生于丘陵地、疏林中，或栽培田边、村边。主产于江苏、浙江、湖南、湖北、福建、江西、广东、广西、云南、重庆、四川。

性味功用

苦、涩，平。用于吐血，衄血，尿血，便血，崩漏。3~9g，一般炮制后用。

速认指南

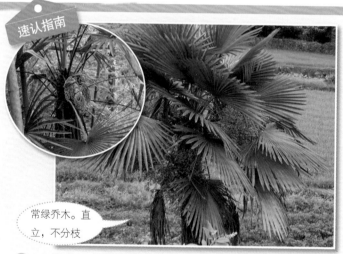

常绿乔木。直立，不分枝

叶 老叶鞘基纤维状，包被秆上；叶簇生于茎顶，叶片圆扇形，掌状裂，裂至中部，裂片硬直，端不下垂；叶具长柄，齿具硬尖。

花 雌雄异株，花黄色；雄花具6枚雄蕊；花丝分离，花药短；雌花由3个心皮组成；柱头3，常反曲。花期5~7月。

果 核果，球形或长椭圆形。果期 8~9月。

艾叶

Aiye

温经止血，散寒止痛，外用祛湿止痒

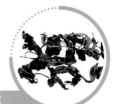

来源产地

为菊科植物艾*Artemisia argyi* Levl.et Vant. 的干燥叶。生于荒地林缘、路旁沟边。全国大部分地区均产。

性味功用

辛、苦，温；有小毒。用于吐血，衄血，崩漏，月经过多，胎漏下血，少腹冷痛，经寒不调，宫冷不孕；外治皮肤瘙痒。醋艾炭温经止血，用于虚寒性出血。3~9g。外用适量，供灸治或熏洗用。

速认指南

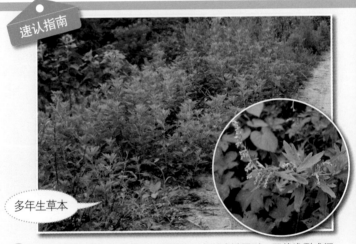

多年生草本

叶 单叶互生；茎中部叶具柄，卵圆状三角形或椭圆形，羽状浅裂或深裂，中裂片常3裂，边缘具不规则锯齿；上部叶无柄，分裂或全缘。

花 头状花序排列成复总状；总苞卵形，总苞片4~5层，外层苞片较小，背面被绵毛；边花雌性；中央为两性花，顶端5裂。花期7~10月。

果 瘦果长圆形，无毛。果期9~11月。

川芎 Chuanxiong

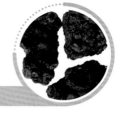

活血行气，祛风止痛

来源产地

为伞形科植物川芎*Ligusticum chuanxiong* Hort.的干燥根茎。多栽培。主产于四川。

性味功用

辛，温。用于胸痹心痛，胸胁刺痛，跌仆肿痛，月经不调，经闭痛经，癥瘕腹痛，头痛，风湿痹痛。3～10g。

速认指南

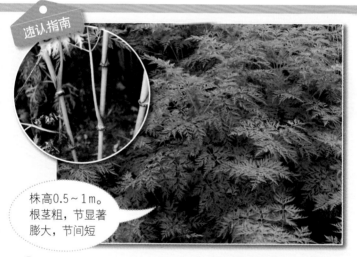

株高0.5～1m。根茎粗，节显著膨大，节间短

叶 基生叶叶柄长10～20cm；叶片卵状三角形，3～4回3出式羽状全裂，羽片4～6对，末回裂片羽状半裂。茎生叶与基生叶相似，简化。

花 复伞形花序顶生或侧生；总苞片5～6(～10)，线形；伞幅15～30，近等长；小总苞片5～8，线形，较花梗短，反折；花瓣白色，倒卵形；花柱与果实等长，向下反曲。花期7～8月。

果 果椭圆状卵形。果期9～10月。

233

马鞭草 Mabiancao

活血散瘀，解毒，利水，退黄，截疟

来源产地

为马鞭草科植物马鞭草*Verbena officinalis* L. 的干燥地上部分。生于路旁、田野、山坡、溪边或村落附近。全国各地均产。

性味功用

苦、凉。用于癥瘕积聚，痛经经闭，喉痹，痈肿，水肿，黄疸，疟疾。5～10g。

速认指南

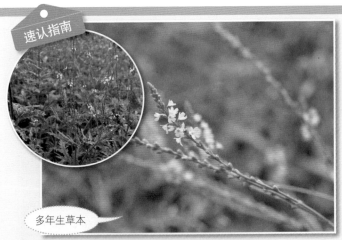

多年生草本

茎 方形，节及棱上被硬毛。

叶 对生，叶片卵圆形至倒卵形或长圆状披针形，长2～8cm，基生叶的边缘常有粗锯齿及缺刻，茎生叶多数3深裂，裂片边缘有不规则的粗锯齿，两面均被硬毛。

花 穗状花序细长，顶生及腋生；花萼管状，5齿裂；花冠管状，淡紫色至蓝色，5裂，近二唇形；雄蕊4，二强。花期6～8月。

果 蒴果长圆形。果期7～11月。

延胡索 Yanhusuo

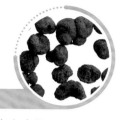

活血，行气，止痛

来源产地

为罂粟科植物延胡索*Corydalis yanhusuo* W. T. Wang的干燥块茎。栽培。主产于浙江、江苏、安徽。

性味功用

苦、辛，温。用于胸胁、脘腹疼痛，胸痹心痛，经闭痛经，产后瘀阻，跌仆肿痛。3~10g。

速认指南

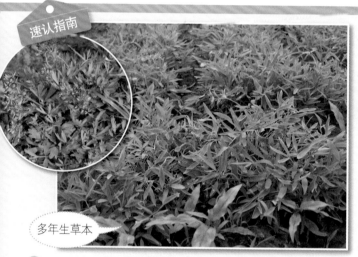

多年生草本

叶 叶2回3出，第2回分裂往往呈深裂，末回裂片披针形，长圆状披针形或窄椭圆形，先端钝或锐尖，全缘。

花 总状花序具花3~8；苞片全缘或者下部的苞片有3~5牙齿，或3~5裂；花红紫色；花瓣4，外轮2片稍大，边缘粉红色，中央紫绿色，上部1片边缘波状，顶端微凹，凹部中央有突尖；雄蕊6。花期4月。

果 蒴果线形。果期5~6月。

鸡血藤 Jixueteng

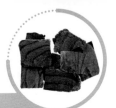

活血补血，调经止痛，舒筋活络

来源产地

为豆科（蝶形花科）植物密花豆 *Spatholobus suberectus* Dunn的干燥藤茎。生于林下、灌丛中或山沟。主产于广西、广东。

性味功用

苦、甘，温。用于月经不调，痛经，经闭，风湿痹痛，麻木瘫痪，血虚萎黄。9~15g。

速认指南

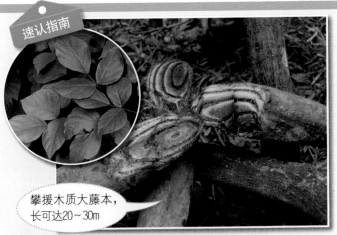

攀援木质大藤本，长可达20~30m

枝 圆柱形，砍断后有鲜红色汁液流出。

叶 小叶 3；顶生小叶片阔椭圆形，先端短渐尖，基部圆楔形，全缘，侧生小叶偏斜卵形。

花 圆锥花序生于枝顶的叶腋内，花萼筒状，萼片5；蝶形花冠黄白色，旗瓣肉质，近圆形；翼瓣同龙骨瓣；雄蕊10；花柱稍向上弯。花期7月。

果 荚果扁平。果期8~10月。

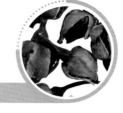

月季花 Yuejihua

活血调经，疏肝解郁

来源产地

为蔷薇科植物月季*Rosa chinensis Jacq.* 的干燥花。栽培为主，主产于江苏、湖北、山东、河北。

性味功用

甘，温。用于气滞血瘀，月经不调，痛经，闭经，胸胁胀痛。3～6g。

速认指南

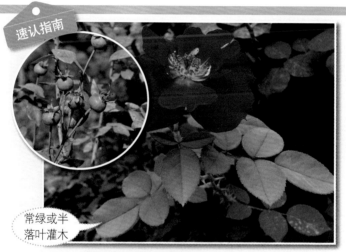

常绿或半落叶灌木

叶　羽状复叶，小叶 3～5（7），宽卵形或卵状长圆形，边缘具锯齿；两面无毛；叶柄与叶轴疏生皮刺及腺毛；托叶大部分与叶柄连生，边缘有羽状裂片和腺毛。

花　花单生，或数朵聚生成伞房状；萼片卵形，先端尾尖，羽状裂，边缘具腺毛；花重瓣，各色；花瓣倒卵形；花柱离生；子房被柔毛。花期5～6月。

果　蔷薇果，萼片宿存。果期9月。

两面针 Liangmianzhen

活血化瘀，行气止痛，祛风通络，解毒消肿

来源产地

为芸香科植物两面针 *Zanthoxylum nitidum*（Roxb.）DC.的干燥根。生于山野向阳的杂木林中。主产于广东、广西、福建、云南等地。

性味功用

苦、辛，平；有小毒。用于跌仆损伤，胃痛，牙痛，风湿痹痛，毒蛇咬伤；外治烧烫伤。5～10g。外用适量，研末调敷或煎水洗患处。不能过量服用，忌与酸味食物同服。

速认指南

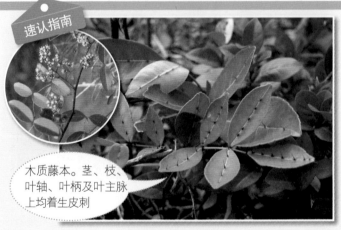

木质藤本。茎、枝、叶轴、叶柄及叶主脉上均着生皮刺

叶 单数羽状复叶互生；小叶7～11；小叶卵形或卵状长圆形，先端短尾状，基部圆形或宽楔形，边缘有疏圆齿或近全缘。

花 伞房状圆锥花序腋生，花单性；萼片4；花瓣4；雄花有雄蕊4，退化心皮先端常呈4叉裂；雌花雄蕊退化，心皮4，近离生。花期3～4月。

果 蓇葖果1～4，紫红色。果期9～10月。

泽兰 Zelan

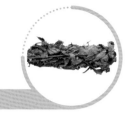

活血调经，祛瘀消痈，利水消肿

来源产地

为唇形科植物毛叶地瓜儿苗*Lycopus lucidus* Turcz. var. *hirtus* Regel的干燥地上部分。生于沼泽地、水边等潮湿处。亦有栽培。全国大部分地区均产。

性味功用

苦、辛，微温。用于月经不调，经闭，痛经，产后瘀血腹痛，疮痈肿毒，水肿腹水。6~12g。

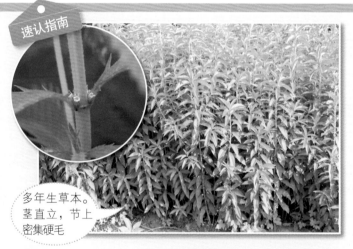

速认指南

多年生草本。茎直立，节上密集硬毛

叶 叶为长圆状披针形，先端渐尖，基部渐狭，叶缘具锐尖粗牙齿状锯齿，上面密集刚毛状硬毛，下面沿脉被硬毛，叶缘具缘毛。

花 轮伞花序，多花密集；花萼钟形，萼齿5；花冠白色，冠檐为不明显的二唇形，上唇近圆形，下唇3裂；雄蕊仅前对能育，后对雄蕊退化。花期6~9月。

果 小坚果。果期8~10月。

苏木 Sumu

活血祛瘀，消肿止痛

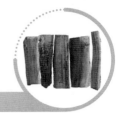

来源产地

为豆科（云实科）植物苏木*Caesalpinia sappan* L.的干燥心材。栽培或少量野生。主产于广西、云南、广东、海南、台湾等地。

性味功用

甘、咸，平。用于跌打损伤，骨折筋伤，瘀滞肿痛，经闭痛经，产后瘀阻，胸腹刺痛，痈疽肿痛。3~9g。孕妇慎用。

速认指南

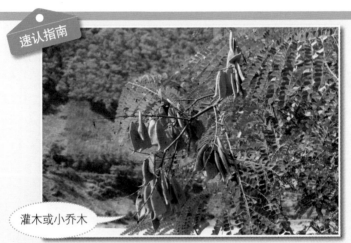

灌木或小乔木

叶 复叶互生，叶轴上被柔毛。小叶9~17对，长圆形，先端钝圆或微凹，全缘，基部截形。

花 圆锥花序顶生或腋生，几和叶等长，被短柔毛，花两性，花萼5裂，下面一花瓣较小，雄蕊10；雌蕊1，花柱细长，短于雄蕊，子房上位，1室。花期4~6月。

果 荚果，扁斜状倒卵圆形。果期8~11月。

西红花 Xihonghua

活血化瘀，凉血解毒，解郁安神

来源产地

为鸢尾科植物番红花*Crocus sativus* L.的干燥柱头。主产于西班牙、希腊等地。我国浙江、江苏、上海有栽培。

性味功用

甘，平。用于经闭癥瘕，产后瘀阻，温毒发斑，忧郁痞闷，惊悸发狂。1~3g。

速认指南

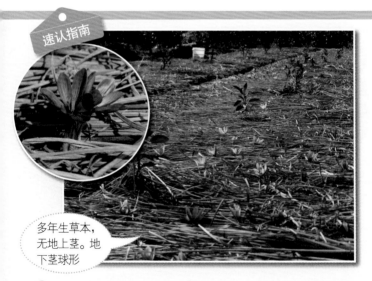

多年生草本，无地上茎。地下茎球形

叶 无柄，9~15片，叶片线形，长15~20cm，叶缘反卷。

花 花顶生；花被6片，淡紫色；雄蕊3；雌蕊3，子房下位，花柱细长，黄色，顶端3深裂，伸出花被外，下垂，紫红色，柱头顶部略膨大成漏斗状，边缘有不整齐的锯齿，一侧具一裂隙。花期5~6月。

果 蒴果，长圆形；种子多数，球形。果期7~8月。

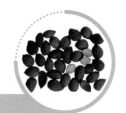

桃仁 Taoren

活血祛瘀，润肠通便，止咳平喘

来源产地

为蔷薇科植物桃 *Prunus persica* (L.) Batsch 或山桃 *Prunus davidiana* (Carr.) Franch. 的干燥成熟种子。桃为栽培。山桃生于林中、山谷中或山坡上，主产于四川、云南、陕西、山西、山东、河北等地。

性味功用

苦，甘，平。用于经闭痛经，癥瘕痞块，肺痈肠痈，跌仆损伤，肠燥便秘，咳嗽气喘。5～10g。孕妇慎用。

速认指南

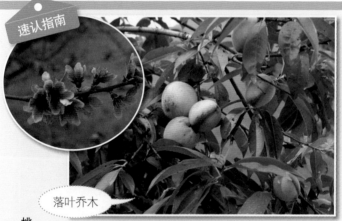

落叶乔木

桃

叶 叶椭圆状披针形或长圆状披针形，先端长渐尖，基部楔形，边缘有较密的锯齿。

花 花常单生，先叶开放，花梗极短；萼筒钟形，被短柔毛；萼片卵圆形或长圆状三角形，被短柔毛；花瓣粉红色；雄蕊多数；子房被毛。花期4～5月。

果 核果；果肉多汁，不开裂。果期6～8月。

山桃

基本特征同上，主要鉴别点为花萼筒无毛，果肉干燥。

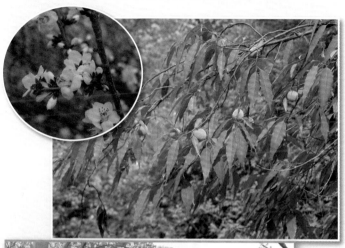

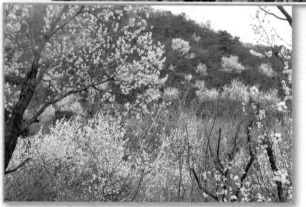

牛膝 Niuxi

逐瘀通经，补肝肾，强筋骨，
利尿通淋，引血下行

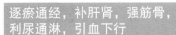

来源产地

为苋科植物牛膝*Achyranthes bidentata* Bl. 的干燥根。生于山野路旁，多栽培。主产于河南、河北等地。

性味功用

苦、甘、酸、平。用于经闭，痛经，腰膝酸痛，筋骨无力，淋证，水肿，头痛，眩晕，牙痛，口疮，吐血，衄血。5～12g。孕妇慎用。

速认指南

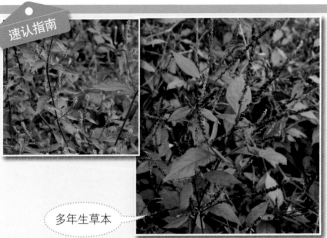

多年生草本

叶 叶椭圆形或椭圆披针形，少为倒披针形，长4.5～12cm，先端尾尖，基部楔形，两面有毛，具短柄。

花 穗状花序腋生或顶生，花在后期反折；苞片宽卵形，小苞片刺状，顶端弯曲；花被片5，披针形，顶端急尖，具1中脉；雄蕊5；退化雄蕊顶端平圆，稍成波状。花期7～9月。

果 胞果椭圆形。果期9～10月。

川牛膝 Chuanniuxi

逐瘀通经，通利关节，利尿通淋

来源产地

为苋科植物川牛膝*Cyathula officinalis* Kuan的干燥根。栽培为主。主产于四川雅安、湖北。

性味功用

甘、微苦，平。用于经闭癥瘕，胞衣不下，跌仆损伤，风湿痹痛，足痿筋挛，尿血血淋。5~10g。

速认指南

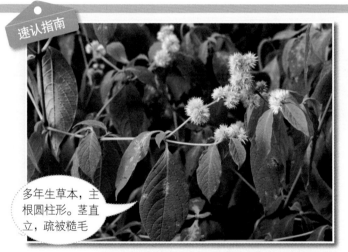

多年生草本，主根圆柱形。茎直立，疏被糙毛

叶 对生；叶片椭圆形至窄椭圆形，先端渐尖至尾尖，基部楔形或阔楔形，全缘，上面密生倒伏糙毛，下面毛较密。

花 花绿白色，由多数复聚伞花序密集成花球团，花球团直径1~1.5cm，数个于枝端排列成穗状；苞片干膜质，顶端刺状或钩状；雄蕊5，与花被片对生；退化雄蕊5。花期6~7月。

果 胞果长椭圆状倒卵形，径约1.5mm，暗灰色。果期8~9月。

王不留行 Wangbuliuxing

活血通经，下乳消肿，利尿通淋

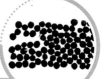

来源产地

为石竹科植物麦蓝菜*Vaccaria segetalis*（Neck.）Garcke的干燥成熟种子。生于山地、路旁、荒地上，主产于河北、辽宁、山东、黑龙江、山西、湖北等地。

性味功用

苦，平。用于经闭，痛经，乳汁不下，乳痈肿痛，淋证涩痛。5～10g。孕妇慎用。

速认指南

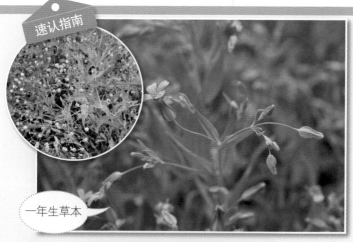

一年生草本

茎 直立，节部膨大，上部二叉状分枝。

叶 叶无柄，对生，卵状披针形或披针形，先端急尖或渐尖，基部圆形或近心形，微抱茎，背面主脉隆起，侧脉不显。

花 二歧聚伞花序成伞房状；花梗细长，近中部有2小苞片；萼筒卵状圆筒形，具5棱；花瓣5，粉红色，顶端常具有整齐的小牙齿；雄蕊10。花期 5～6月。

果 蒴果卵形，包于宿萼内。果期 5～7月。

丹参 Danshen

活血祛瘀，通经止痛，清心除烦，凉血消痈

来源产地

为唇形科植物丹参*Salvia miltiorrhiza* Bge.的干燥根和根茎。生于山坡、林下、溪旁。商品以栽培为主，主产于河南、山东、江苏、四川、河北、陕西、山西、浙江、湖北。

性味功用

苦，微寒。用于胸痹心痛，脘腹胁痛，癥瘕积聚，热痹疼痛，心烦不眠，月经不调，痛经经闭，疮疡肿痛。10～15g。不宜与藜芦同用。

速认指南

多年生草本

叶 叶常为奇数羽状复叶，小叶3～5枚，稀为7枚；叶片卵形或椭圆状卵形，两面有毛。

花 轮伞花序6或多花，组成顶生的或腋生的总状花序；花萼二唇形；上唇顶端有3个小尖头；下唇有2齿；花冠蓝紫色或白色，筒内具毛环；上唇镰刀形；下唇短于上唇，3裂，中间裂片最大；能育雄蕊2。花期4～7月。

果 小坚果。果期7～8月。

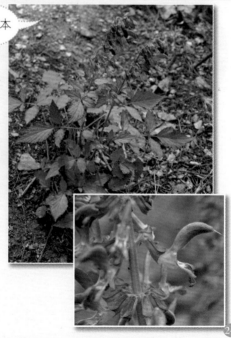

247

红花 Honghua

活血通经，散瘀止痛

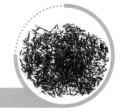

来源产地

为菊科植物红花*Carthamus tinctorius* L.的干燥花。多栽培。主产于新疆、河南、浙江、四川。

性味功用

辛，温。用于经闭，痛经，恶露不行，癥瘕痞块，胸痹心痛，瘀滞腹痛，胁肋刺痛，跌仆损伤，疮疡肿痛。3～10g。孕妇慎服。

速认指南

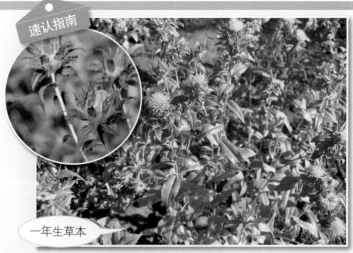

一年生草本

叶 长椭圆形或卵状披针形，先端尖，基部无柄，抱茎，边缘羽状齿裂，齿端有针刺，两面无毛。

花 头状花序大，排成伞房状；总苞近球形；外层苞片卵状披针形，基部以上稍收缩，绿色，边缘具针刺；内层苞片卵状椭圆形，中部以下全缘，顶端长尖，上部边缘稍有短刺；管状花橘红色。花期7～8月。

果 瘦果，椭圆形或倒卵形。果期8～9月。

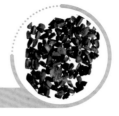

茺蔚子 Chongweizi
（附：益母草）

活血调经，清肝明目

来源产地

茺蔚子为唇形科植物益母草*Leonurus japonicus* Houtt.的干燥成熟果实。生于山坡草地、田埂、路旁、溪边等处，尤以阳处为多。全国各地均产。

性味功用

辛、苦，微寒。用于月经不调，经闭痛经，目赤翳障，头晕胀痛。5～10g。

速认指南

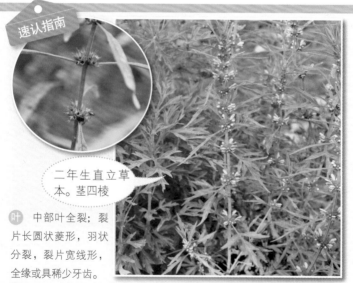

二年生直立草本。茎四棱

叶 中部叶全裂；裂片长圆形菱形，羽状分裂，裂片宽线形，全缘或具稀少牙齿。

花 轮伞花序腋生；花萼具5刺状齿；花冠白色、粉红色或淡紫红色，二唇形；上唇长圆形，直伸，外被白色长柔毛；下唇3裂；雄蕊4；花柱先端2裂。花期7～9月。

果 果实椭圆形，3棱。果期9～10月。

附 益母草为益母草的新鲜或干燥地上部分。

249

骨碎补 Gusuibu

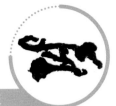

疗伤止痛，补肾强骨；外用消风祛斑

来源产地

为水龙骨科（槲蕨科）植物槲蕨 *Drynaria fortunei* (Kunze) J. Sm. 的干燥根茎。附生于树干、山林石壁或墙上。主产于湖南、浙江、广西、江西。

性味功用

苦，温。用于跌仆闪挫，筋骨折伤，肾虚腰痛，筋骨萎软，耳鸣耳聋，牙齿松动；外治斑秃，白癜风。3～9g。

速认指南

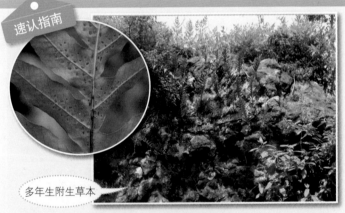

多年生附生草本

根茎 根茎粗壮，直径1～2cm，肉质，横走，密生棕黄色钻状披针形鳞片，有睫毛。

叶 叶二型：营养叶多数，厚革质，红棕色或灰褐色，无柄，宽卵形，边缘羽状浅裂，叶脉明显；孢子叶绿色，厚纸质，有短柄，柄有翅，叶长圆形或长椭圆形，羽状深裂，裂片互生。

孢子囊 孢子囊群圆形，黄褐色，生于小脉交叉点，沿中脉两侧各排成2～3行，无囊群盖。

儿茶 Ercha

活血止痛，止血生肌，收湿敛疮，
清肺化痰

来源产地

为豆科（含羞草科）植物儿茶*Acacia catechu* (L. f.) Willd.的去皮枝、干的干燥煎膏。野生为主，多生于路边。主产于云南。

性味功用

苦、涩，微寒。用于跌仆伤痛，外伤出血，吐血衄血，疮疡不敛，湿疹、湿疮，肺热咳嗽。1～3g。

速认指南

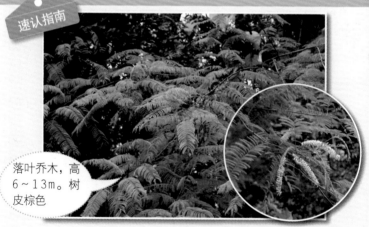

落叶乔木，高6～13m。树皮棕色

叶 2回偶数羽状复叶，互生，叶轴上被灰色柔毛，着生羽片10～20对，羽片长2～4cm，每对羽片上具小叶片20～50对，小叶线形，长3～6mm，两面被疏毛。

花 总状花序腋生；花瓣5，黄色或白色，为萼长的 2～3倍，雄蕊多数。花期8～9月。

果 荚果扁而薄，紫褐色。果期10～11月。

三棱 Sanleng

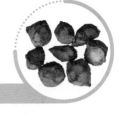

破血行气，消积止痛

来源产地

为黑三棱科植物黑三棱*Sparganium stoloniferum* Buch.-Ham. 的干燥块茎。生于水湿低洼地及沼泽地。主产于江苏、河南、山东、江西、安徽等地。

性味功用

辛、苦，平。用于癥瘕痞块，痛经，瘀血经闭，胸痹心痛，食积腹痛。5~9g。

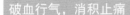

速认指南

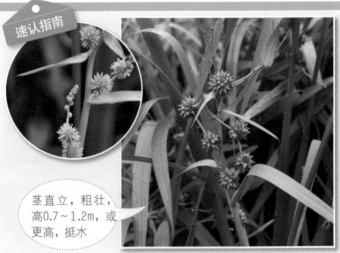

茎直立，粗壮，高0.7~1.2m，或更高，挺水

🍃 **叶** 叶片长（20~）40~90cm，具中脉，上部扁平，下部背面呈龙骨状凸起。

🌼 **花** 圆锥花序开展，具3~7个侧枝，每个侧枝上着生7~11个雄性头状花序和1~2个雌性头状花序；雄花花被片匙形，先端浅裂；雌花花被着生于子房基部，子房无柄。花期5~10月。

🔴 **果** 果实长6~9mm，倒圆锥形，具棱。果期5~10月。

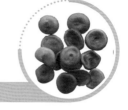

马钱子 Maqianzi

通络止痛，散结消肿

来源产地

为马钱科植物马钱*Strychnos nux-vomica* L.的干燥成熟种子。进口为主。福建、台湾、广东、广西、海南、云南南部有栽培。

性味功用

苦，温；有大毒。用于跌打损伤，骨折肿痛，风湿顽痹，麻木瘫痪，痈疽疮毒，咽喉肿痛。0.3～0.6g。炮制后入丸散用。孕妇禁用；运动员慎用；不宜大面积涂敷。

速认指南

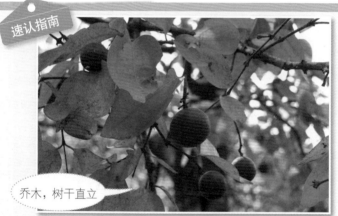

乔木，树干直立

叶 对生，叶片革质，椭圆形、卵形至广卵形，先端急尖，基部圆形至广楔形，全缘，上面深绿色，下面色较淡，均光滑无毛。

花 聚伞花序顶生，被柔毛；花萼绿色，5裂，裂片卵圆形，密被短柔毛；花冠筒状；雄蕊5，着生于花冠筒喉部，几无花丝；子房上位。花期4～6月。

果 浆果球形，成熟时橙色。种子2～5，表面灰黄色。果期8月至次年1月。

水红花子 Shuihong huazi

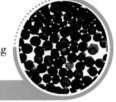

散血消癥，消积止痛，利水消肿

来源产地

为蓼科植物红蓼 *Polygonum orientale* L.的干燥成熟果实。生于田间、路旁湿地，主产于东北及内蒙古、河北、山西、甘肃、山东、江苏等地。

性味功用

咸，微寒。用于癥瘕痞块，瘰疬，食积不消，胃脘胀痛，水肿腹水。15～30g。

速认指南

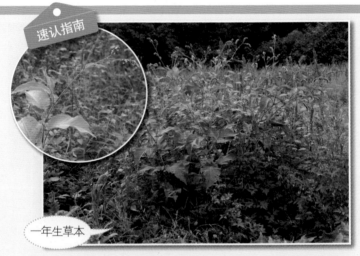

一年生草本

叶 叶宽椭圆形、宽披针形或近圆形，长7～20cm，全缘，有时成浅波状。托叶鞘筒状，顶端绿色，扩大成开展或向外反卷的绿色环状小片，具缘毛。

花 圆锥花序顶生或腋生；苞片卵形，具长缘毛；花被片5，椭圆形；雄蕊7，伸出花被。花期7～9月。

果 瘦果近圆形，黑色。果期9～10月。

红景天  Hongjingtian

益气活血，通脉平喘

来源产地

为景天科植物大花红景天*Rhodiola crenulata*（Hook.f.et Thoms.）H.Ohba的干燥根及根茎。生于海拔2800~5600m山坡草地、灌丛或石缝中。主产于西藏、青海、四川。

性味功用

甘、苦，平。用于气虚血瘀，胸痹心痛，中风偏瘫，倦怠气喘。3~6g。

速认指南

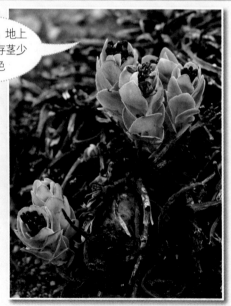

多年生草本。地上根茎短，残存茎少数，干后黑色

叶 叶有短的假柄，椭圆状长圆形或近圆形，长1.2~3cm，全缘、波状或有圆齿。

花 花序伞房状，多花；花大，有长梗，雌雄异株；雄花萼片5，窄三角形或披针形；花瓣5，红色，倒披针形，长6~7.5mm；雄蕊10，与花瓣等长。花期6~7月。

果 蓇葖果，干后红色。果期7~8月。

使君子 <small>Shijunzi</small>

清肺止咳，降逆止呕

来源产地

为使君子科植物使君子Quisqualis indica L.的干燥成熟果实。栽培为主。主产于四川、福建。

性味功用

甘，温。用于蛔虫病，蛲虫病，虫积腹痛，小儿疳积。9～12g，捣碎入煎剂；使君子仁6～9g，多入丸散或单用，作1～2次分服。小儿每岁1～1.5粒，炒香嚼服，1日总量不超过20粒。

速认指南

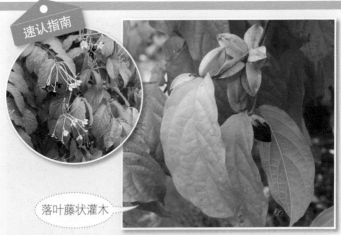

落叶藤状灌木

叶 叶对生，薄纸质，矩圆形、椭圆形至卵形，两面有黄褐色短柔毛，脉上尤多。

花 穗状花序顶生，下垂；苞片早落；花两性；萼筒绿色，细管状；花瓣5，矩圆形至倒卵状矩圆形，由白变淡红；雄蕊10，2轮排列；子房下位。花期初夏。

果 果近橄榄核状，有5棱，熟时黑色。果期秋末。

苦楝皮 Kulianpi

杀虫，疗癣

来源产地

为楝科植物川楝*Melia toosendan* Sieb. et Zucc.或楝*Melia azedarach* L.的干燥树皮和根皮。生于山坡、田野、路旁、村边或栽培。主产于四川、贵州、湖北等地。

性味功用

苦，寒；有毒。用于蛔虫病，蛲虫病，虫积腹痛；外治疥癣瘙痒。3～6g。外用适量，研末，用猪脂调敷患处。孕妇及肝肾功能不良者慎用。

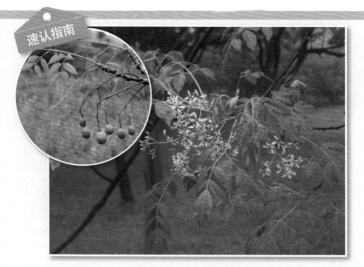

速认指南

川楝

主要鉴别点为子房6～8室，核果长1.5～3cm，详细特征见"川楝子"项。

楝

基本特征同川楝，主要鉴别点为子房4～5室；核果长1～2cm，直径1～1.5cm。

莱菔子 Laifuzi

消食除胀，降气化痰

来源产地

为十字花科植物萝卜*Raphanus sativus* L.的干燥成熟种子。多栽培，全国各地均产。

性味功用

辛、甘，平。用于饮食停滞，脘腹胀痛，大便秘结，积滞泻痢，痰壅喘咳。5～12g。

速认指南

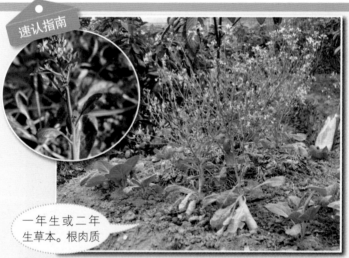

一年生或二年生草本。根肉质

叶 基生叶丛生，大头状羽裂，顶端裂片最大，侧裂片4～6对，向下裂片渐小；茎生叶亦为大头状羽裂，较基生叶小。

花 总状花序顶生，常组成圆锥状，花淡紫红色或白色，萼片4，线状长椭圆形；花瓣4，宽倒卵形，具爪，有显著脉纹；雄蕊6，4长2短。花期4～5月。

果 长角果圆柱形；成熟时果瓣肥厚而呈海绵状，顶端具细长尖喙。果期5～6月。

麦芽 Maiya

行气消食，健脾开胃，回乳消胀

来源产地

为禾本科植物大麦 *Hordeum vulgare* L. 的成熟果实经发芽干燥的炮制加工品。栽培为主。全国均产。

性味功用

甘，平。用于食积不消，脘腹胀痛，脾虚食少，乳汁郁积，乳房胀痛，妇女断乳，肝郁胁痛，肝胃气痛。10~15g；回乳炒用60g。

速认指南

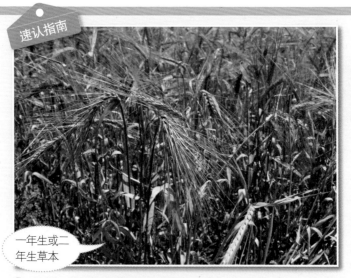

一年生或二年生草本

叶 叶鞘无毛，先端两侧具弯曲钩状的叶耳；叶舌小，膜质；叶片扁平，长披针形，上面粗糙，下面较平滑。

花 穗状花序直立，每节生3枚结实小穗；颖线形，无脉，顶端延伸成8~14mm的芒；外稃无毛，5脉，芒粗糙。花期3~4月。

果 颖果成熟后与稃体粘着不易脱粒，顶端具毛。果期4~5月。

谷芽 Guya

消食和中，健脾开胃

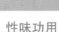

来源产地

为禾本科植物粟*Setaria italica*（L.）Beauv.的成熟果实经发芽干燥而成的炮制加工品。多栽培。全国各地均产。

性味功用

甘，温。用于食积不消，腹胀口臭，脾胃虚弱，不饥食少。炒谷芽偏于消食，用于不饥食少。焦谷芽善化积滞，用于积滞不消。9～15g。

速认指南

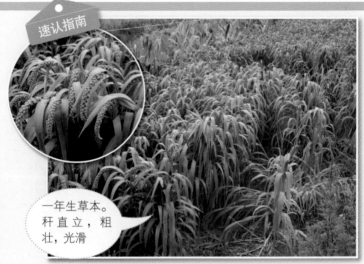

一年生草本。秆直立，粗壮，光滑

叶 叶片披针形或条状披针形，先端渐尖，基部近圆形，边缘粗糙，近基部处较平滑；叶鞘除鞘口外光滑无毛；叶舌具纤毛。

花 圆锥花序顶生，柱状，簇生于缩短的分枝上，成熟时自颖与第一外稃分离而脱落；第一颖长为小穗的1/2～1/3；第二颖略短于小穗；第二外稃有细点状皱纹；花期6～8月。果期9～10月。

红豆蔻 Hongdoukou

散寒燥湿，醒脾消食

来源产地

为姜科植物大高良姜*Alpinia galanga* Willd. 的干燥成熟果实。多生于山野沟谷阴湿林下或灌木丛和草丛中。主产于广东、云南、广西。

性味功用

辛，温。用于脘腹冷痛，食积胀满，呕吐泄泻，饮酒过多。3～6g。

速认指南

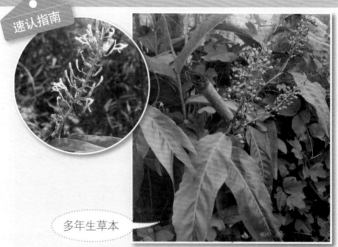

多年生草本

叶 叶排为2列，具细短柄；叶片长圆形至长披针形，两面无毛，有光泽；叶舌短而圆。

花 圆锥花序顶生，长15～30cm；花多数，直立，花序轴密生短柔毛，有多数双叉分枝，每分枝基部有长圆状披针形的苞片1枚，长1～2mm；花绿白色稍带淡红色条纹，子房外露。花期夏、秋季。

果 果短圆形，熟后橙红色。果期8～11月。

山楂 Shanzhe

消食健胃，行气散瘀，化浊降脂

来源产地

为蔷薇科植物山里红*Crataegus pinnatifida* Bge. var. *major* N. E. Br.或山楂*Crataegus pinnatifida* Bge.的干燥成熟果实。山里红以栽培为主，主产于河南、山东、河北等地。山楂生于山坡林边或灌木丛中，主产于东北、华北。

性味功用

酸、甘、微温。用于肉食积滞，胃脘胀满，泻痢腹痛，瘀血经闭，产后瘀阻，心腹刺痛，胸痹心痛，疝气疼痛，高脂血症。焦山楂消食导滞作用增强。用于肉食积滞，泻痢不爽。9～12g。

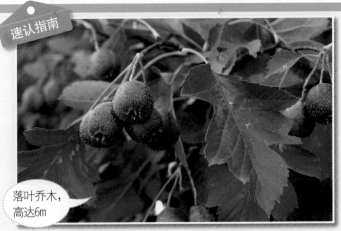

速认指南

落叶乔木，高达6m

山里红

叶 叶片宽卵形或三角状卵形，稀菱状卵形，侧脉6～10对，有的达到裂片先端，有的达到裂片分裂处；通常两侧各有3～5羽状深裂片，边缘有尖锐稀疏不规则重锯齿。

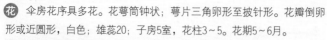

花 伞房花序具多花。花萼筒钟状；萼片三角卵形至披针形。花瓣倒卵形或近圆形，白色；雄蕊20；子房5室，花柱3～5。花期5～6月。

果 果实深红色，直径约2.5cm，无毛。果期8～9月。

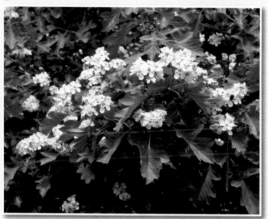

山楂

基本特征同上，主要鉴别点为叶羽状深裂，侧脉有的伸至裂片先端，有的伸至裂片分裂处；果实较小，直径1～1.5cm。

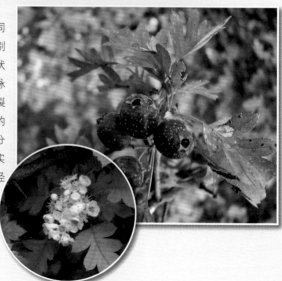

甘草 Gancao

补脾益气，清热解毒，祛痰止咳，缓急止痛，调和诸药

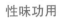

来源产地

为豆科（蝶形花科）植物甘草*Glycyrrhiza uralensis* Fisch.、胀果甘草*Glycyrrhiza inflata* Bat.或光果甘草*Glycyrrhiza glabra* L.的干燥根及根茎。生于干燥草原及向阳山坡。以栽培为主，主产于新疆、内蒙古、宁夏、甘肃。胀果甘草及光果甘草野生，主产于新疆。

性味功用

甘，平。用于脾胃虚弱，倦怠乏力，心悸气短，咳嗽痰多，脘腹、四肢挛急疼痛，痈肿疮毒，缓解药物毒性、烈性。2～10g。不宜与海藻、京大戟、红大戟、甘遂、芫花同用。

速认指南

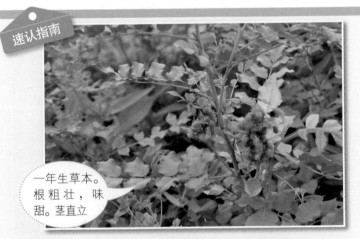

一年生草本。根粗壮，味甜。茎直立

甘草

叶 单数羽状复叶互生；小叶7～17片，卵状椭圆形，先端钝圆，基部浑圆，两面被腺体及短毛。

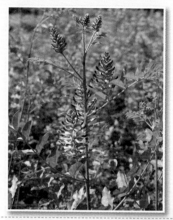

花 总状花序腋生，花密集；花萼钟状；蝶形花冠淡红紫色，旗瓣大，矩状椭圆形，基部有短爪。花期夏季。

果 荚果条状长圆形，有时呈镰状以至环状弯曲，密被棕色刺毛状腺体。果期7~9月。

胀果甘草

基本特征同上，主要鉴别点为叶羽状复叶，小叶3~5，偶有7片，边缘波卷状；荚果较短，直而膨胀，光滑或具腺体状刺毛；种子1~4。

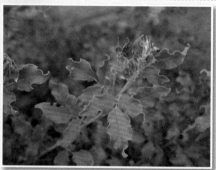

光果甘草

基本特征同上，主要鉴别点为叶羽状复叶，小叶11~17片，长椭圆形或狭长卵形；荚果多为长圆形，光滑或有少许不明显腺瘤；种子2~8粒。

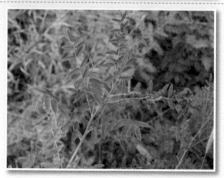

大枣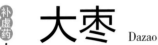

Dazao

补中益气，养血安神

来源产地

为鼠李科植物枣Ziziphus jujuba Mill.的干燥成熟果实。多栽培。主产于河北、陕西、河南、山东、天津等地。

性味功用

甘，温。用于脾虚食少，乏力便溏，妇人脏躁。6～15g。

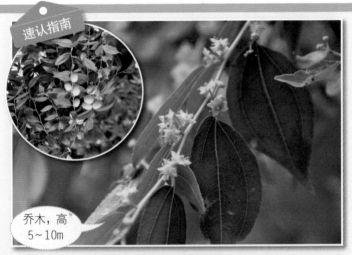

速认指南

乔木，高5～10m

叶 单叶互生，长圆状卵形至卵状披针形；先端钝或微尖，基部圆楔形，边缘具钝锯齿，3主脉；上面暗绿色，光滑；下面浅绿色，沿脉有柔毛。

花 花黄绿色，2～5朵簇生于当年生小枝或叶腋成聚伞状；花萼5裂，裂片三角状卵形；花瓣5，线状匙形或匙形；雄蕊5；具明显花盘。花期5～6月。

果 核果，长圆形，暗红色，味甜。果期9月。

人参

Renshen（附：人参叶）

大补元气，复脉固脱，补脾益肺，
生津养血，安神益智

来源产地

人参为五加科植物人参*Panax ginseng* C. A. Mey.的干燥根和根茎。多栽培。主产于黑龙江、吉林、辽宁。

性味功用

甘、微苦，微温。用于体虚欲脱，肢冷脉微，脾虚食少，肺虚喘咳，津伤口渴，内热消渴，气血亏虚，久病虚羸，惊悸失眠，阳痿宫冷。3～9g，另煎兑服；也可研粉吞服，一次2g，一日2次。不宜与藜芦、五灵脂同用。

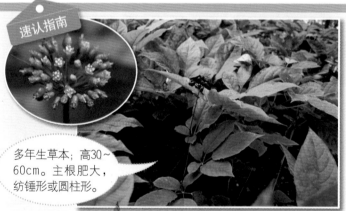

速认指南

多年生草本；高30～60cm。主根肥大，纺锤形或圆柱形。

叶 掌状复叶，3~6枚轮生茎顶；小叶片3~5，膜质；基部阔楔形，边缘密锯齿，先端长渐尖；中央小叶片椭圆形至长圆状椭圆形，最外一对侧生小叶片卵形或菱状卵形。

花 伞形花序单个顶生，有花30～50朵。花期6～7月。

果 果实扁球形，鲜红色；种子肾形，乳白色。果期7月。

附 人参叶为人参的干燥叶。

白扁豆 Baibiandou

健脾化湿，和中消暑

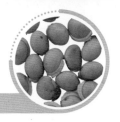

来源产地

为豆科（蝶形花科）植物扁豆 *Dolichos lablab* L. 的干燥成熟种子。栽培为主。主产于安徽、陕西、湖南、河南、浙江、山西。

性味功用

甘，微温。用于脾胃虚弱，食欲不振，大便溏泻，白带过多，暑湿吐泻，胸闷腹胀。炒白扁豆健脾化湿；用于脾虚泄泻，白带过多。9～15g。

速认指南

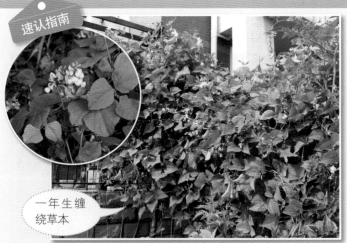

一年生缠绕草本

叶 3出羽状复叶；顶生小叶菱卵形，先端急尖、突尖或渐尖，基部宽楔形或圆形，全缘，两面有短硬毛；侧生小叶斜卵形。

花 总状花序腋生。萼宽钟状；花冠白色；旗瓣近肾形，先端稍凹，基部有附属体和短爪；翼瓣斜倒卵形，基部有爪，比旗瓣长；龙骨瓣内弯成直角。花期7～9月。

果 荚果。果期9～11月。

西洋参 Xiyangshen

补气养阴，清热生津

来源产地

为五加科植物西洋参*Panax quin-quefolium* L.的干燥根。栽培。主产于吉林、山东、北京、陕西等地。原产于美国、加拿大。

性味功用

甘、微苦，凉。用于气虚阴亏，虚热烦倦，咳喘痰血，内热消渴，口燥咽干。3～6g。不宜与藜芦同用。

速认指南

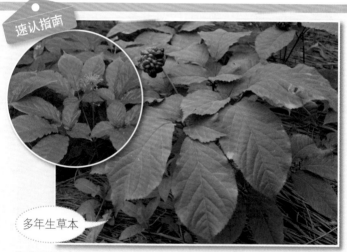

多年生草本

叶 掌状5出复叶，通常3～4片轮生于茎端；小叶片广卵形至倒卵形，边缘具粗锯齿，先端及尾尖。

花 总花梗由茎端中央抽出；伞形花序；萼绿色，钟状，5齿裂；花瓣5，绿白色；雄蕊5，花药卵形至矩圆形；雌蕊1，花柱2，上部分离成叉状；花盘肉质。花期7月。

果 浆果扁球形，熟时鲜红色，果柄伸长。果期9月。

党参
Dangshen

健脾益肺，养血生津

来源产地

为桔梗科植物党参 *Codonopsis pilosula* (Franch.) Nannf.、素花党参 *Codonopsis pilosula* Nannf. var. *modesta* (Nannf.) L. T. Shen或川党参 *Codonopsis tangshen* Oliv.的干燥根。生于山地林下，林边及灌丛中。多栽培。党参主产于甘肃、山西、四川。素花党参主产于甘肃、四川。川党参主产于湖北与陕西接壤地区、贵州、四川。

性味功用

甘，平。用于脾肺气虚，食少倦怠，咳嗽虚喘，气血不足，面色萎黄，心悸气短，津伤口渴，内热消渴。9～30g。不宜与藜芦同用。

速认指南

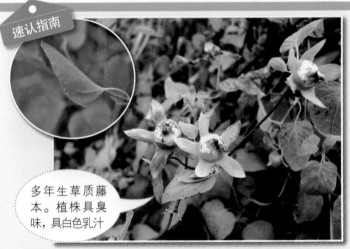

多年生草质藤本。植株具臭味，具白色乳汁

党参

叶 叶互生或对生，卵形或狭卵形，两面疏或密地被贴伏长硬毛或柔毛，叶缘具波状齿或全缘；茎下部的叶基部深心形至浅心形，稀平截或圆钝。

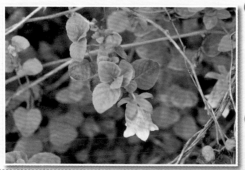

花 花1～3朵生于分枝顶端；花冠淡黄绿色，具污紫色斑点，宽钟形，先端5浅裂；雄蕊5；柱头3裂。花期7～8月。

果 蒴果，成熟时不变成紫红色。果期8～9月。

素花党参

基本特征同上，主要鉴别点为叶片近无毛，或幼时上面有疏毛。

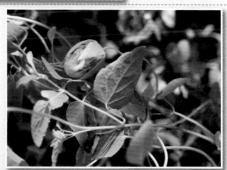

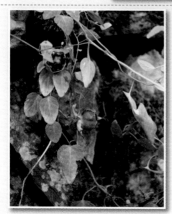

川党参

基本特征同上，主要鉴别点为茎下部的叶基部楔形或较圆钝，稀心形；蒴果成熟时变成紫红色。

黄芪 Huangqi

补气升阳，固表止汗，利水消肿，生津养血，行滞通痹，托毒排脓，敛疮生肌

来源产地

为豆科（蝶形花科）植物蒙古黄芪 *Astragalus membranaceus* (Fisch.) Bge. var. *mongholicus* (Bge.) Hsiao或膜荚黄芪 *Astragalus membranaceus* (Fisch.) Bge.的干燥根。栽培为主。蒙古黄芪主产于山西、内蒙古、河北。膜荚黄芪主产于黑龙江、河北。

性味功用

甘，微温。用于气虚乏力，食少便溏，中气下陷，久泻脱肛，便血崩漏，表虚自汗，气虚水肿，内热消渴，血虚萎黄，半身不遂，痹痛麻木，痈疽难溃，久溃不敛。9～30g。

速认指南

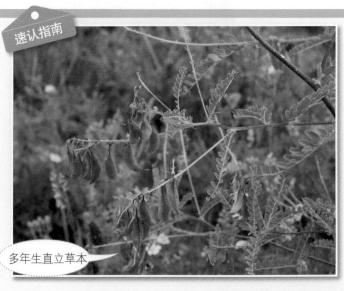

多年生直立草本

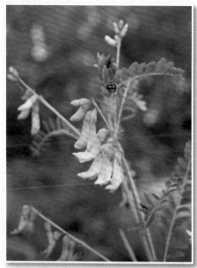

蒙古黄芪

叶 奇数羽状复叶；小叶 25～37，宽椭圆形、椭圆形或长圆形，长5～10mm，宽3～5mm，两端近圆形。

花 总状花序，花多数，排列较稀疏，萼钟状，有黑色短毛，萼齿不等长，三角形至披针形；花冠黄色；旗瓣倒卵状长圆形，比翼瓣长，翼瓣与龙骨瓣近等长。花期 6～7月。

果 荚果，稍膨胀。果期 7～8月。

膜荚黄芪

基本特征同上，主要鉴别点为小叶数少（13～31片），宽大（长 7～30mm，宽3～12mm）。

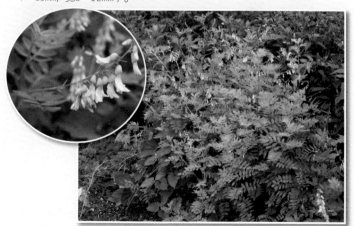

太子参 Taizishen

益气健脾，生津润肺

来源产地

为石竹科植物孩儿参*Pseudostellaria heterophylla*（Miq.）Pax ex Pax et Hoffm.的干燥块根。栽培为主。主产于江苏、安徽、山东、福建、贵州。

性味功用

甘、微苦，平。用于脾虚体倦，食欲不振，病后虚弱，气阴不足，自汗口渴，肺燥干咳。9～30g。

速认指南

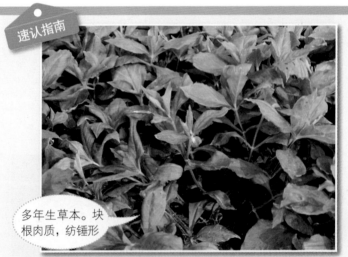

多年生草本。块根肉质，纺锤形

叶 叶对生，近无柄，叶通常4～5对，叶片倒披针形；茎顶端有4片大形叶状总苞，总苞片卵状披针形至长卵形。

花 花2型，普通花1～3朵生于茎端总苞内，白色，花梗长，有短柔毛，萼片5，花瓣状，顶端2齿裂；雄蕊10，子房卵形，花柱3，线形；闭锁花生茎下部叶腋，无花瓣。花期5～6月。

果 蒴果卵形，成熟下垂。果期7～8月。

白术 Baizhu

健脾益气，燥湿利水，止汗，安胎

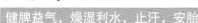

来源产地

为菊科植物白术*Atractylodes macrocephala* Koidz. 的干燥根茎。栽培为主。主产于浙江、安徽、湖南、湖北、江西、四川、重庆、河北、陕西等地。

性味功用

苦、甘，温。用于脾虚食少，腹胀泄泻，痰饮眩悸，水肿，自汗，胎动不安。6~12g。

速认指南

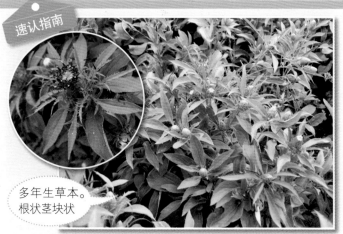

多年生草本。根状茎块状

叶 具长柄，3裂或羽状5深裂，裂片卵状披针形至披针形，顶端长渐尖，基部渐狭，边缘有贴伏的细刺齿，顶裂片大；茎上部叶狭披针形，不裂。

花 头状花序较大，直径约3.5cm，基部苞片叶状，羽状裂片刺状；总苞片5~7层；管状花紫红色，长约1.5cm。花期9~10月。

果 瘦果。果期9~10月。

山药
Shanyao

补脾养胃，生津益肺，补肾涩精

来源产地

为薯蓣科植物薯蓣*Dioscorea opposita* Thunb.的干燥根茎。栽培为主。主产于河南、河北。

性味功用

甘，平。用于脾虚食少，久泻不止，肺虚喘咳，肾虚遗精，带下，尿频，虚热消渴。麸炒山药补脾健胃。用于脾虚食少，泄泻便溏，白带过多。15~30g。

速认指南

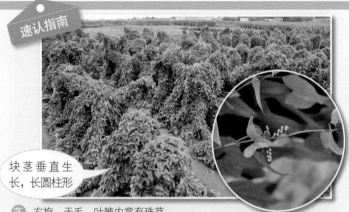

块茎垂直生长，长圆柱形

茎 右旋，无毛。叶腋内常有珠芽。

叶 单叶，在茎下部的互生，中部以上的对生；叶片卵状三角形至箭形，常3浅裂至3深裂，纸质或薄革质，顶端渐尖，基部深心形、宽心形或近截形。

花 雄花序为穗状花序，2~8个着生于叶腋，偶尔呈圆锥状排列；雄花花被片有紫褐色斑点，外轮花被片为宽卵形；雄蕊6；雌花序为穗状花序，1~3个着生于叶腋。花期6~9月。

果 蒴果三棱状扁圆形或三棱状圆形。果期7~11月。

276

刺五加 Ciwujia

益气健脾，补肾安神

来源产地

为五加科植物刺五加Acanthopanax senticosus (Rupr. et Maxim.) Harms 的干燥根和根茎或茎。生于森林或灌丛中。主产于黑龙江、吉林、辽宁。

性味功用

辛、微苦，温。用于脾肺气虚，体虚乏力，食欲不振，肺肾两虚，久咳虚喘，肾虚腰膝酸痛，心脾不足，失眠多梦。9～27g。

速认指南

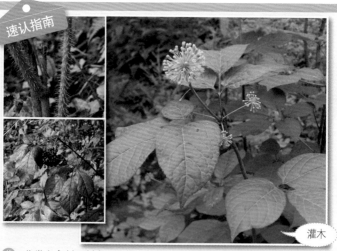

灌木

茎 茎常生密刺，刺直而细长。

叶 掌状复叶互生，小叶5；小叶纸质，椭圆状倒卵形或长圆形，先端渐尖，基部阔楔形；边缘有锐利重锯齿。

花 伞形花序单个顶生或2～6个组成稀疏的圆锥花序；花梗长1～2cm；花紫黄色；萼5，无毛；花瓣5，卵形；雄蕊5；子房5室。花期6～7月。

果 果球形或卵球形，黑色。果期8～10月。

白芍 Baishao

养血调经，敛阴止汗，柔肝止痛，
平抑肝阳

来源产地

为毛茛科（芍药科）植物芍药
Paeonia lactiflora Pall. 的干燥
根。栽培。主产于浙江、四川、
安徽等地。

性味功用

苦、酸，微寒。用于血虚萎
黄，月经不调，自汗，盗汗，胁
痛，腹痛，四肢挛痛，头痛眩
晕。6~15g。不宜与藜芦同用。

速认指南

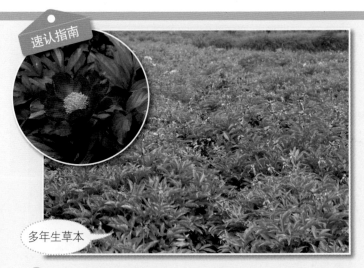

多年生草本

叶 下部茎生叶为2回3出复叶，上部为3出复叶；小叶狭卵形、椭圆
形或披针形，先端渐尖，基部楔形或偏斜。

花 花数朵，生茎顶和叶腋；萼片4；花瓣9~13，倒卵形，白色或粉
红色；雄蕊多数，花丝黄色；心皮通常3。花期5~6月。

果 蓇葖果。果熟9月。

当归 Danggui

补血活血，调经止痛，润肠通便

来源产地

为伞形科植物当归 *Angelica sinensis*（Oliv.）Diels的干燥根。栽培为主。主产于甘肃、云南。

性味功用

甘、辛，温。用于血虚萎黄，眩晕心悸，月经不调，经闭痛经，虚寒腹痛，风湿痹痛，跌仆损伤，痈疽疮疡，肠燥便秘。酒当归活血通经，用于经闭痛经，风湿痹痛，跌仆损伤。6～12g。

速认指南

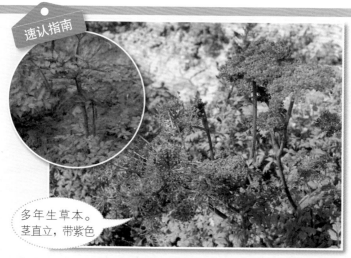

多年生草本。茎直立，带紫色

叶 叶为 2～3 回奇数羽状复叶，叶鞘膨大；叶片卵形，近顶端的一对无柄，呈1～2回分裂，裂片边缘有缺刻。

花 复伞形花序顶生，伞梗10～14枚；小总苞片2～4枚，线形；萼齿5；花瓣白色，稀紫红色；雄蕊5；子房下位。花期7月。

果 分果有果棱5条，背棱线形隆起，侧棱发展成宽而薄的翅。果期8～9月。

何首乌 Heshouwu

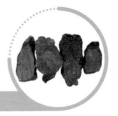

解毒，消痈，截疟，润肠通便

来源产地

为蓼科植物何首乌*Polygonum multiflorum* Thunb.的干燥块根。生于山坡、石缝、林下，也可栽培。主产于河南、湖北、广西、广东、贵州、四川、江苏等地。

性味功用

苦、甘、涩，微温。用于疮痈，瘰疬，风疹瘙痒，久疟体虚，肠燥便秘。3~6g。

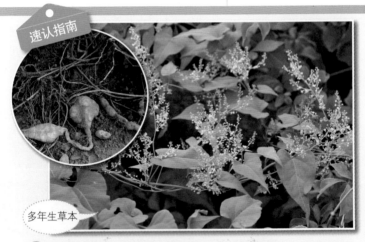

速认指南

多年生草本

茎　缠绕，多分枝，下部稍木质化

叶　叶卵状心形，先端渐尖，基部心形或近心形，全缘，两面较粗糙，无毛。托叶鞘短筒状，常早落。

花　花序圆锥状，开展；花被5深裂，不等大，结果时外轮3片增大、肥厚，背部生宽翅，翅下延至花梗的节处；雄蕊8；花柱3。花期6~9月。

果　瘦果三棱形，黑色。果期8~10月。

龙眼肉 Longyanrou

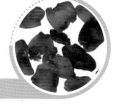

补益心脾，养血安神

来源产地

为无患子科植物龙眼*Dimocarpus longan* Lour. 的假种皮。栽培为主。主产于福建、广西。

性味功用

甘，温。用于气血不足，心悸怔忡，健忘失眠，血虚萎黄。9～15g。

速认指南

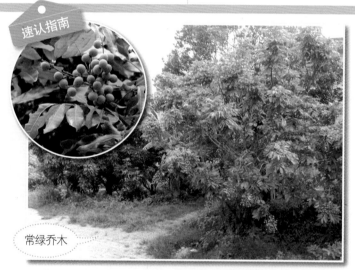

常绿乔木

叶 偶数羽状复叶，小叶片革质，长椭圆形至长椭圆状披针形，先端短尖或钝，基部偏斜，全缘或微波状，上面深绿色有光泽，下面灰白色常带有白粉。

花 花杂性或两性，顶生或腋生圆锥花序；花小，密被锈色星状柔毛；花萼5深裂；花瓣5；雄蕊通常8。花期3～4月。

果 果球形，核果状。果期7～9月。

益智 Yizhi

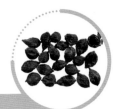

暖肾固精缩尿，温脾止泻摄唾

来源产地

为姜科植物益智 *Alpinia oxyphylla* Miq. 的干燥成熟果实。生于林下阴处。主产于海南。

性味功用

辛，温。用于肾虚遗尿，小便频数，遗精白浊，脾寒泄泻，腹中冷痛，口多唾涎。3～10g。

速认指南

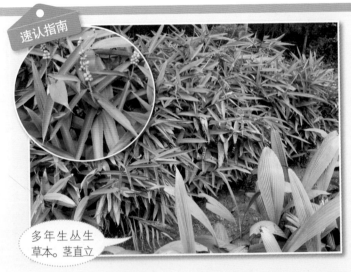

多年生丛生草本。茎直立

叶 叶2列；叶片宽披针形，先端渐尖，基部宽楔形，边缘有细锯齿和脱落性的小刚毛，两面无毛。

花 总状花序顶生；花萼管状，先端3浅齿裂；花冠管与花萼管几等长，裂片3；唇瓣倒卵形，粉红色；退化雄蕊锥状，雄蕊1；子房下位，卵圆形，密被茸毛。花期1～3月。

果 蒴果椭圆形。果期3～6月。

杜仲 Duzhong

补肝肾，强筋骨，安胎

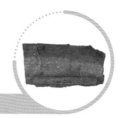

来源产地

为杜仲科植物杜仲*Eucommia ulmoides* Oliv.的干燥树皮。多栽培。主产于四川、陕西、湖北、河南、贵州、云南等地。

性味功用

甘、温。用于肝肾不足，腰膝酸痛，筋骨无力，头晕目眩，妊娠漏血，胎动不安。6～10g。

速认指南

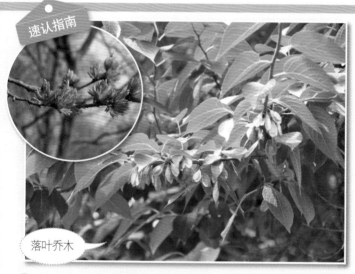

落叶乔木

叶 单叶，互生，卵状椭圆形或长圆状卵形，先端锐尖，基部宽楔形或圆形，边缘有锯齿，表面无毛，背面脉上有长柔毛。

花 雌雄异株，无花被；花常先叶开放，生于小枝基部；雄花具短梗，雄蕊4～10，花药线形，花丝极短；雌花具短梗，子房狭长。花期4～5月。

果 具翅小坚果，扁平。果期9～10月。

淫羊藿 Yinyanghuo

补肾阳，强筋骨，祛风湿

来源产地

为小檗科植物淫羊藿*Epimedium brevicornu* Maxim.、箭叶淫羊藿*Epimedium sagittatum* (Sieb. et Zucc.) Maxim.、柔毛淫羊藿*Epimedium pubescens* Maxim.或朝鲜淫羊藿*Epimedium koreanum* Nakai的干燥叶。生于山谷林下，山坡灌丛或山沟阴湿处。淫羊藿主产于陕西、山西、河南，箭叶淫羊藿主产于陕西、湖北、四川、浙江、安徽、湖南、江西，柔毛淫羊藿主产于四川、陕西，朝鲜淫羊藿主产于辽宁、吉林。

性味功用

辛、甘，温。用于肾阳虚衰，阳痿遗精，筋骨痿软，风湿痹痛，麻木拘挛。6～10g。

速认指南

淫羊藿

叶 茎生叶2，2回3出复叶，小叶9，顶生小叶宽卵形或近圆形，侧生小叶不对称，上面无毛，下面疏生直立短毛，主脉上尤为明显。

多年生草本

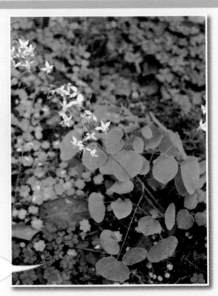

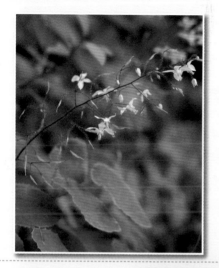

花 顶生聚伞状圆锥花序，花序轴及花梗被腺毛；花通常白色，直径约8mm；花萼8，内轮萼片4，卵状长圆形，外轮萼片4，卵形；花瓣4，距短于内轮萼片。花期6~7月。

果 蓇葖果纺锤形。果期8月。

箭叶淫羊藿

基本特征同上，主要鉴别点为茎生叶2，1回3出复叶。圆锥花序多无毛，偶有鳞片状腺毛；花直径小于8mm；花萼外轮4片有紫色斑点，内轮4片较大，白色；花瓣囊状，距短或近无距。

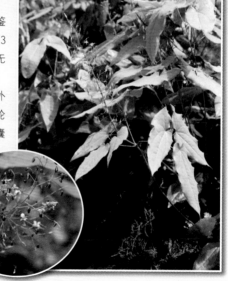

柔毛淫羊藿

基本特征同上，主要鉴别点为茎生叶2，1回3出复叶。小叶背面密被绒毛，短柔毛或灰色柔毛。圆锥花序具30～100余朵花，通常花序轴及花梗被腺毛；外萼片带紫色，内萼片白色；花瓣囊状，淡黄色。

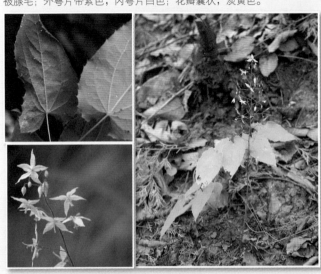

朝鲜淫羊藿

基本特征同上，主要鉴别点为花茎具叶1片，2回3出复叶。总状花序，无毛或有毛；外层萼片近红色。

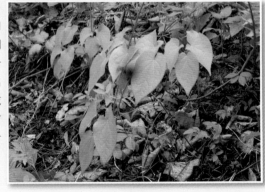

巴戟天 Bajitian

补肾阳，强筋骨，祛风湿

来源产地

为茜草科植物巴戟天*Morinda officinalis* How的干燥根。栽培为主，主产于广东、广西。

性味功用

甘、辛，微温。用于阳痿遗精，宫冷不孕，月经不调，少腹冷痛，风湿痹痛，筋骨痿软。3～10g。

速认指南

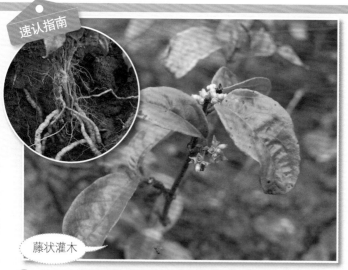

藤状灌木

🍃 **叶** 对生，叶片长圆形，先端急尖或短渐尖，基部钝或圆，上面被稀疏糙毛或无毛，下面沿中脉被粗短毛，脉腋内有短束毛。

🌸 **花** 花序头状，三至数个伞形排列于枝端；头状花序有花2～10朵，花冠白色，肉质，裂片4(3)，长椭圆形，内弯，雄蕊4，花柱2深裂。花期4～7月。

🍎 **果** 核果近球形，熟时红色。果期6～11月。

补骨脂 Buguzhi

温肾助阳，纳气平喘，温脾止泻；
外用消风祛斑

来源产地

为豆科（蝶形花科）植物补骨脂*Psoralea corylifolia* L.的干燥成熟果实。多栽培。主产于四川、河南、陕西、安徽等地。

性味功用

辛、苦，温。用于肾阳不足，阳痿遗精，遗尿尿频，腰膝冷痛，肾虚作喘，五更泄泻；外用治白癜风，斑秃。6～10g。

速认指南

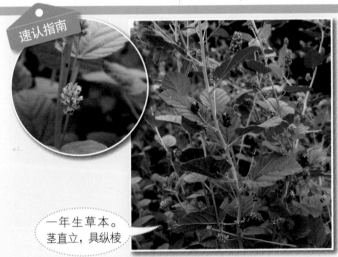

一年生草本。
茎直立，具纵棱

叶 单叶互生；叶片阔卵形或三角状卵形，先端圆形或钝，边缘具稀疏不规则的粗齿，两面均具黑色腺点。

花 花多数，生于叶腋，密集成头状的总状花序；花较小；萼齿5；蝶形花冠，淡紫色或黄色；雄蕊10，连成1体。花期7～8月。

果 荚果椭圆状肾形，成熟后黑色。果期9～10月。

续断 Xuduan

补肝肾，强筋骨，续折伤，止崩漏

来源产地

为川续断科植物川续断 *Dipsacus asper* Wall.ex Henry的干燥根。生于荒山、路旁、沟边、草地。栽培为主。主产于四川、湖北、湖南。

性味功用

苦、辛，微温。用于肝肾不足，腰膝酸软，风湿痹痛，跌仆损伤，筋伤骨折，崩漏，胎漏。酒续断多用于风湿痹痛，跌仆损伤，筋伤骨折。盐续断多用于腰膝酸软。9～15g。

速认指南

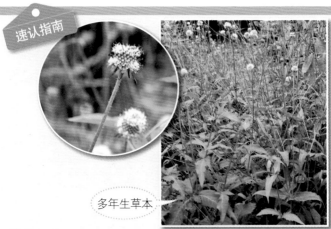

多年生草本

叶 基生叶具长柄；茎生叶对生，具短柄或无柄，中央裂片最大，椭圆形或宽披针形，顶端渐尖，两侧裂片1～2对，较小，边缘有粗锯齿。

花 头状花序圆形；每花外有1苞片，顶端有尖头状长喙；萼浅盘状，4齿裂；花冠白色或浅黄色，上部4裂；雄蕊4，伸出花冠外；雌蕊1。花期8～9月。

果 瘦果椭圆状楔形。果期9～10月。

肉苁蓉 Roucongrong

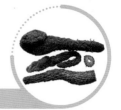

补肾阳，益精血，润肠通便

来源产地

为列当科植物肉苁蓉*Cistanche deserticola* Y. C. Ma或管花肉苁蓉*Cistanche tubulosa*（Schrenk）Wight的干燥带鳞叶的肉质茎。生于荒漠中，肉苁蓉寄生在藜科植物梭梭的根上，管花肉苁蓉寄生在柽柳属植物根上。主产于内蒙古、新疆、甘肃、青海等地。

性味功用

甘、咸，温。用于肾阳不足，精血亏虚，阳痿不孕，腰膝酸软，筋骨无力，肠燥便秘。6~10g。

速认指南

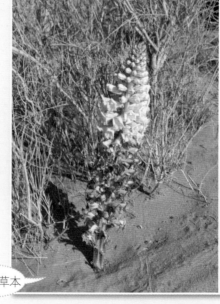

肉苁蓉

叶 叶鳞片状，黄褐色，覆瓦状排列，卵形或卵状披针形，在下部排列较紧密。

多年生草本

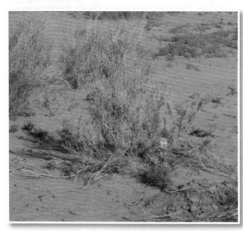

花　穗状花序；苞片卵状披针形；花萼钟状；花冠近唇形，顶端5裂，裂片蓝紫色，筒部白色，筒内面离轴方向具2条凸起的黄色纵纹；雄蕊4，花丝基部和花药上被毛。

果　蒴果椭圆形，花柱宿存。

管花肉苁蓉

基本特征同上，主要鉴别点为该植物寄生在柽柳植物根上，叶片三角形，长2~3cm。花药卵形，密被黄白色长柔毛，基部钝圆，不具小尖头。

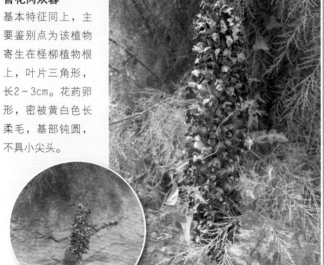

胡芦巴 Huluba

温肾助阳，祛寒止痛

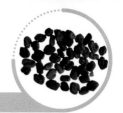

来源产地

为豆科（蝶形花科）植物胡芦巴*Trigonella foenum-graecum* L.的干燥成熟种子。栽培为主。主产于河南、安徽、四川、甘肃。

性味功用

苦，温。用于肾阳不足，下元虚冷，小腹冷痛，寒疝腹痛，寒湿脚气。5～10g。

速认指南

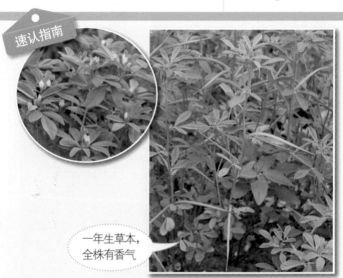

一年生草本，全株有香气

叶　叶互生，3出羽状复叶；小叶片长卵形或卵状披针形，先端钝圆，基部楔形，上部边缘有锯齿，下部全缘。

花　花1～2朵生于叶腋，无梗，淡黄白色或白色；花萼筒状；花冠蝶形，旗瓣长圆形，翼瓣狭长圆形；雄蕊10；子房线形。花期4～7月。

果　荚果条状圆筒形，先端成尾状。果期 7～9月。

锁阳 Suoyang

补肾阳，益精血，润肠通便

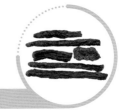

来源产地

为锁阳科植物锁阳 *Cynomorium songaricum* Rupr.的干燥肉质茎。生于干燥多沙的地区。主产于内蒙古、甘肃、新疆。

性味功用

甘，温。用于肾阳不足，精血亏虚，腰膝痿软，阳痿滑精，肠燥便秘。5～10g。

速认指南

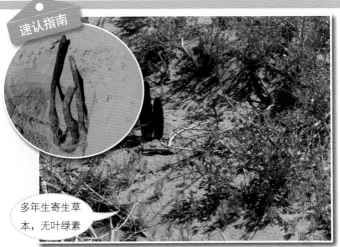

多年生寄生草本，无叶绿素

茎 圆柱状，暗紫红色，有散生鳞片，基部膨大，埋藏于土中。

花 穗状花序生于茎顶，棒状、矩圆形或狭椭圆形，生密集的花和鳞片状苞片；花杂性，暗紫色，有香气；雄花花被裂片1～6条，条形；雄蕊1，长于花被，退化雌蕊不显著或有时呈倒卵状白色突起；雌花花被片棒状，长1～3mm。

果 坚果球形，很小。

菟丝子 Tusizi

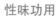

补益肝肾，固精缩尿，安胎，明目，止泻；外用消风祛斑

来源产地

为旋花科（菟丝子科）植物南方菟丝子 *Cuscuta australis* R. Br. 或菟丝子 *Cuscuta chinensis* Lam. 的干燥成熟种子。寄生于豆科、菊科蒿属、马鞭草科植物，生于田野及路边。南方菟丝子有栽培，主产于内蒙古。菟丝子主产于内蒙古、辽宁。

性味功用

辛、甘，平。用于肝肾不足，腰膝酸软，阳痿遗精，遗尿尿频，肾虚胎漏，胎动不安，目昏耳鸣，脾肾虚泻；外治白癜风。6～12g。外用适量。

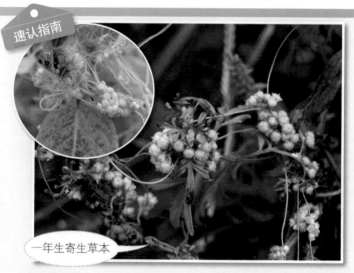

一年生寄生草本

南方菟丝子

🟢 茎 茎黄色，纤细，约1mm。

花 花序侧生，少花至多花集成聚伞状团伞花序，苞片及小苞片鳞片状；花萼杯状，萼片3~5，长圆形或近圆形；花冠白色或乳白色，杯状，裂片卵形或长圆形，直伸；雄蕊生于花冠裂片间弯缺处，短于裂片；花柱2，等长或不等长，柱头球形。花期7~9月。

果 蒴果扁球形，下部为宿存花冠所包，不规则开裂。果期8~10月。

菟丝子

基本特征同上，主要鉴别点为蒴果几乎全为宿存的花冠所包围，成熟时整齐地周裂。

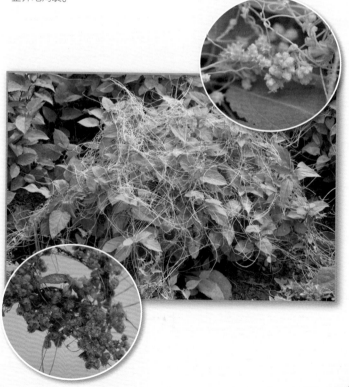

沙苑子 Shayuanzi

补肾助阳，固精缩尿，养肝明目

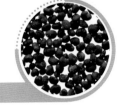

来源产地

为豆科（蝶形花科）植物扁茎黄芪 *Astragalus complanatus* R. Br. 的干燥成熟种子。生于山坡、草地及路旁。主产于陕西。

性味功用

甘，温。用于肾虚腰痛，遗精早泄，遗尿尿频，白浊带下，眩晕，目暗昏花。9～15g。

速认指南

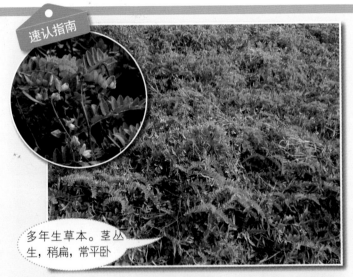

多年生草本。茎丛生，稍扁，常平卧

叶 奇数羽状复叶；托叶披针形，与叶柄离生；小叶9～21，椭圆形或卵状椭圆形，先端钝圆，基部圆形，上面无毛，下面有白色短柔毛。

花 总状花序，腋生，有3～7朵花；萼钟状；萼齿披针形；花冠白色或带淡紫色；旗瓣近圆形，先端凹，基部有短爪。花期 7～8月。

果 荚果纺锤形，膨胀，背腹扁。果期8～10月。

仙茅 Xianmao

补肾阳、强筋骨，祛寒湿

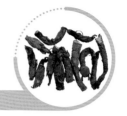

来源产地

为石蒜科（龙舌兰科）植物仙茅 *Curculigo orchioides* Gaertn的干燥根茎。生于林下草地或荒坡上。主产于四川。

性味功用

辛，热；有毒。用于阳痿精冷，筋骨痿软，腰膝冷痛，阳虚冷泻。3～10g。

速认指南

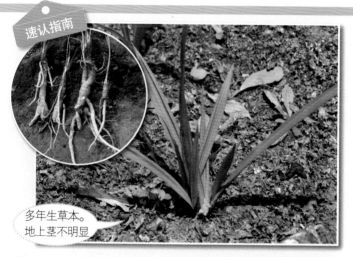

多年生草本。地上茎不明显

叶 叶基生，披针形，先端渐尖，基部下延成柄，柄基部扩大成鞘状，叶脉明显，两面疏生长柔毛，后渐光滑。

花 花葶极短，隐藏于叶鞘内；花杂性、上部为雄花，下部为两性花；苞片披针形；花黄色，下部花筒线形，上部6裂，裂片披针形，被长柔毛；雄蕊6枚。花期6～8月。

果 浆果长矩圆形，稍肉质。果期7～9月。

冬虫夏草

Dongchong xiacao

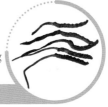

补肾益肺，止血化痰

来源产地

为麦角菌科真菌冬虫夏草菌*Cordyceps sinensis*（BerK.）Sacc.寄生在蝙蝠蛾科昆虫幼虫上的子座及幼虫尸体的复合体。生于海拔3000～4200m高山草甸。主产于西藏、青海、四川。

性味功用

甘，平。用于肾虚精亏，阳痿遗精，腰膝酸痛，久咳虚喘，劳嗽咯血。3～9g。

速认指南

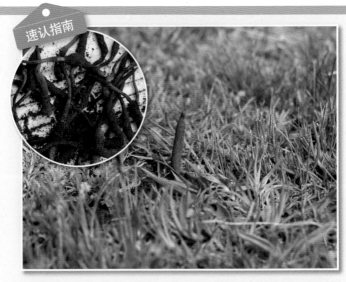

子囊菌的子实体从寄主幼虫的头部生出，通常单一，偶有2～3个者，呈细长棒球棍状，全长4～11cm。下面不育柄部分长3～8cm，上面膨大部分为子座，近圆筒形，表面灰棕色，长1.5～3.5cm，直径2～4mm，幼时内部中间充塞，成熟后中空。

红芪 Hongqi

补气升阳，固表止汗，利水消肿，生津养血，行滞通痹，托毒排脓，敛疮生肌

来源产地

为豆科（蝶形花科）植物多序岩黄芪 *Hedysarum polybotrys* Hand.-Mazz.的干燥根。栽培为主，少量为野生。主产于甘肃、四川。

性味功用

甘，微温。用于气虚乏力，食少便溏，中气下陷，久泻脱肛，便血崩漏，表虚自汗，气虚水肿，内热消渴，血虚萎黄，半身不遂，痹痛麻木，痈疽难溃，久溃不敛。9～30g。

速认指南

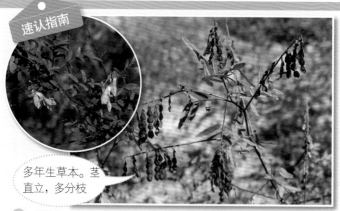

多年生草本。茎直立，多分枝

叶 羽状复叶；小叶11～19；小叶片卵形，卵状披针形或卵状长圆形，下面被贴伏柔毛，下上面无毛。

花 总状花序腋生，高度一般不超出叶；花多数；花萼斜宽钟状；花冠淡黄色，旗瓣倒长卵形，翼瓣线形，等于或稍长于旗瓣；子房被短柔毛。花期7～8月。

果 荚果2～4节，节荚近圆形或宽卵形。果期8～9月。

百合 Baihe

养阴润肺，清心安神

来源产地

为百合科植物卷丹 *Lilium lancifolium* Thunb.、百合 *Lilium brownii* F. E. Brown var. *viridulum* Baker 或细叶百合 *Lilium pumilum* DC. 的干燥肉质鳞叶。生于山坡、灌木林下、路边或溪旁或石缝中。卷丹、百合栽培为主，主产于湖南、四川、贵州、江苏、浙江。细叶百合野生，主产于东北及河南、河北、山东、山西等地。

性味功用

甘，寒。用于阴虚燥咳，劳嗽咯血，虚烦惊悸，失眠多梦，精神恍惚。6～12g。

速认指南

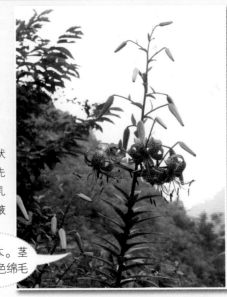

卷丹

叶 叶互生，长圆状披针形或披针形，先端具白毛，叶缘具乳头状突起，上部叶腋具珠芽。

多年生草本。茎直立，具白色绵毛

花　花3～6朵或更多，苞片叶状，卵状披针形；花下垂，花被片披针形，反卷，橙红色，具紫黑色斑点，蜜腺两边具乳头状突起；雄蕊6，淡红色；子房圆柱形；柱头膨大，3裂。花期7～8月。

果　蒴果。果期8～10月。

百合

基本特征同上，主要鉴别点为叶散生，倒披针形至倒卵形，全缘，两面无毛。花单生或几朵排成近伞形；花喇叭状，乳白色，外面稍带紫色，无斑点；雄蕊向上弯，花丝中部以下密被柔毛。

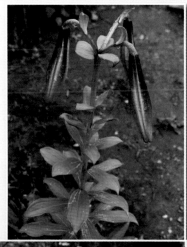

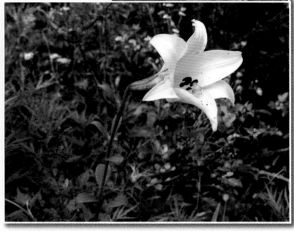

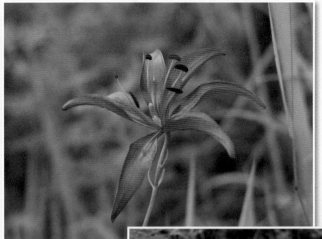

细叶百合

基本特征同上，主要
鉴别点为叶线形，
长3~10cm。花1~3
朵，下垂，鲜红色或
紫红色，花被片反
卷，无斑点或有少数
斑点；花药具红色
花粉。

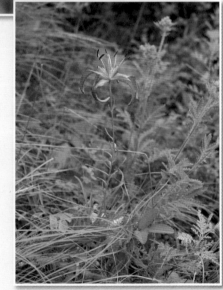

女贞子 Nǚzhēnzi

滋补肝肾，明目乌发

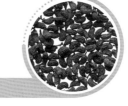

来源产地

为木犀科植物女贞 *Ligustrum lucidum* Ait. 的干燥成熟果实。栽培为主。主产于浙江、江苏、湖南、福建、广西等地。

性味功用

甘，苦，凉。用于肝肾阴虚，眩晕耳鸣，腰膝酸软，须发早白，目暗不明，内热消渴，骨蒸潮热。6~12g。

速认指南

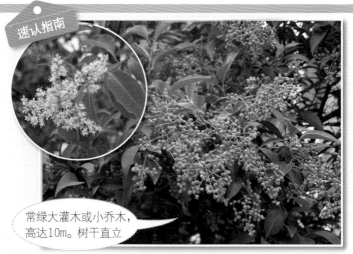

常绿大灌木或小乔木，高达10m。树干直立

叶 叶对生，革质；叶片卵形至卵状披针形，先端急尖或渐尖，基部宽楔形或近于圆形，全缘，上面深绿色，有光泽，下面淡绿色。

花 圆锥花序顶生；花芳香，密集，几无梗；花萼及花冠钟状，均4裂，花冠白色；雄蕊2；雌蕊1，略伸出花冠外，子房上位，球形，花柱细长，柱头2浅裂。花期6~7月。

果 浆果状核果，长圆形，略弯，熟时蓝黑色。果期8~12月。

黄精 Huangjing

益气养阴，健脾，润肺，益肾

来源产地

为百合科植物滇黄精*Polygonatum kingianum Coll. et Hemsl.*、黄精*Polygonatum sibiricum Red.*或多花黄精*Polygonatum cyrtonema* Hua的干燥根茎。按形状不同，习称"大黄精"、"鸡头黄精"、"姜形黄精"。生于林下、灌丛或阴湿草坡。滇黄精主产于贵州。黄精主产于河北、陕西。多花黄精主产于浙江、福建、四川、安徽。

性味功用

甘，平。用于脾胃气虚，体倦乏力，胃阴不足，口干食少，肺虚燥咳，劳嗽咯血，精血不足，腰膝酸软，须发早白，内热消渴。9～15g。

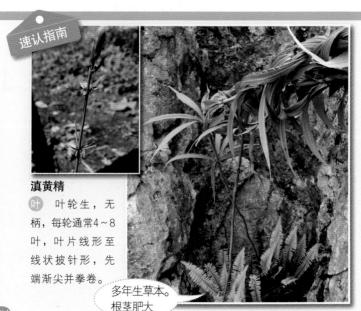

速认指南

滇黄精

叶 叶轮生，无柄，每轮通常4～8叶，叶片线形至线状披针形，先端渐尖并拳卷。

多年生草本。根茎肥大

花 花腋生，下垂，通常2~4朵成短聚伞花序，花梗基部有膜质小苞片；花被筒状，通常粉红色，全长18~25mm，裂片窄卵形；雄蕊着生在花被管1/2以上处；花柱长10~14mm。花期3~5月。

果 浆果球形，成熟时红色。果期9~10月。

黄精

基本特征同上，主要鉴别点为叶轮生，宽（4~）6~16mm，先端弯曲或拳卷，花被长0.9~1.2（~1.5）cm。

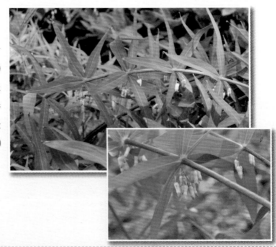

多花黄精

基本特征同上，主要鉴别点为叶互生，先端不弯曲或拳卷，花被长（1.3~）1.5~3 cm。

玉竹 Yuzhu

养阴润燥，生津止渴

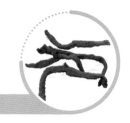

来源产地

为百合科植物玉竹*Polygonatum odoratum*（Mill.）Druce的干燥根茎。生于林下、林缘、山坡灌丛中或栽培。主产于湖南。

性味功用

甘，微寒。用于肺胃阴伤，燥热咳嗽，咽干口渴，内热消渴。6～12g。

速认指南

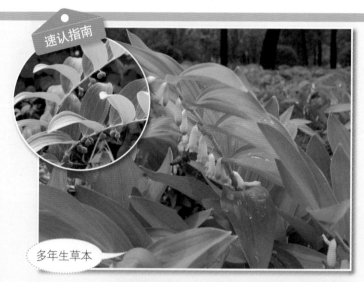

多年生草本

叶 互生，椭圆形或卵状长圆形，近无柄，先端钝，全缘，两面无毛，有时仅在下面脉上成乳头状粗糙。

花 花腋生，具1～4朵花，最多可达8朵；花白色至黄绿色；花被筒钟形，先端6裂；雄蕊6；柱头3裂。花期6～7月。

果 浆果，球形。果期7～9月。

墨旱莲 Mohanlian

滋补肝肾，凉血止血

来源产地

为菊科植物鳢肠*Eclipta prostrata* L.的干燥地上部分。生于路旁、湿地、沟边或田间。主产于江苏、浙江、江西、湖北、广东。

性味功用

甘、酸，寒。用于肝肾阴虚，牙齿松动，须发早白，眩晕耳鸣，腰膝酸软，阴虚血热吐血，衄血，尿血，血痢，崩漏下血，外伤出血。6～12g。

速认指南

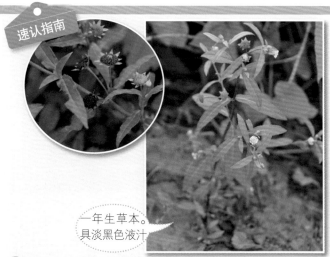

一年生草本。具淡黑色液汁

叶 叶长圆状披针形或披针形，先端尖或渐尖，全缘或有细锯齿，两面密被硬糙毛；近无叶柄。

花 头状花序，单生；总苞球状钟形；总苞片绿色，草质；外围舌状花雌性，2层，白色，舌片小，全缘或2裂；中央管状花两性，白色。花期6～9月。

果 瘦果扁四棱形，表面有疣状突起，无冠毛。果期6～9月。

南沙参 Nanshashen

养阴清肺，益胃生津，化痰，益气

来源产地

为桔梗科植物轮叶沙参*Adenophora tetraphylla* (Thunb.) Fisch. 或沙参*Adenophora stricta* Miq.的干燥根。生于阳坡草丛、林缘、路边。主产于贵州、四川、湖北、湖南、河南、江苏、浙江、安徽。

性味功用

甘，微寒。用于肺热燥咳，阴虚劳嗽，干咳痰黏，胃阴不足，食少呕吐，气阴不足，烦热口干。9～15g。不宜与藜芦同用。

速认指南

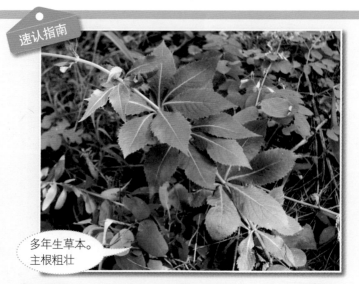

多年生草本。主根粗壮

轮叶沙参

叶 基生叶丛生；茎生叶轮生，无柄或有短柄，叶片卵形、椭圆状卵形、狭倒卵形或披针形，边缘有锯齿，两面疏毛。

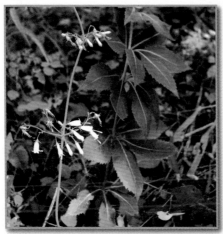

花 圆锥花序，下部花枝轮生；花下垂，花萼5裂；花冠狭钟形，口部缢缩成坛状，长约1 cm；雄蕊5；子房上部具肉质花盘，花柱明显伸出花冠外。花期7~9月。

果 蒴果卵圆形。果期8~10月。

沙参

基本特征同上，主要鉴别点为茎生叶互生；叶片椭圆形或狭卵形。花冠较大，宽钟形，长1.5~2.5 cm。

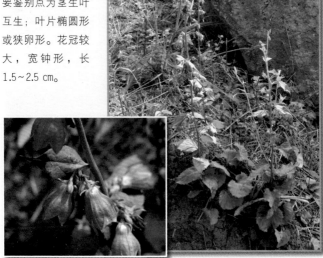

北沙参
Beishashen

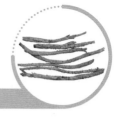

养阴清肺，益胃生津

来源产地

为伞形科植物珊瑚菜 *Glehnia littoralis* Fr. Schmidt ex Miq. 的干燥根。栽培为主。主产于山东、河北、内蒙古等地。

性味功用

甘，微苦，微寒。用于肺热燥咳，劳嗽痰血，胃阴不足，热病津伤，咽干口渴。5～12g。不宜与藜芦同用。

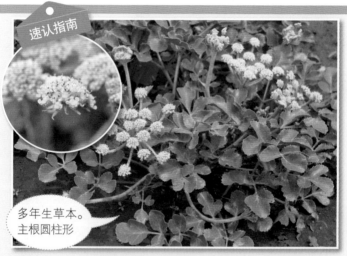

速认指南

多年生草本。主根圆柱形

叶 基生叶卵形或宽三角状卵形，3出羽状分裂或2～3回羽状深裂，最终裂片倒卵形，缘具小牙齿或分裂，质较厚；叶柄长约10cm。

花 复伞形花序，伞幅10～14。小伞形花序有花15～20朵；萼齿小，长0.5～1mm；花瓣白色，倒卵状披针形，先端内曲，花柱长1.5～2mm。花期6～7月。

果 双悬果，密生棕色粗毛。果期6～8月。

麦冬 Maidong

养阴生津，润肺清心

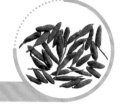

来源产地

为百合科植物麦冬*Ophiopogon japonicus*（L.f.）Ker-Gawl.的干燥块根。生于林下，山沟边或阴湿的山坡草地。以栽培为主。主产于浙江、四川等地。

性味功用

甘、微苦，微寒。用于肺燥干咳，阴虚痨嗽，喉痹咽痛，津伤口渴，内热消渴，心烦失眠，肠燥便秘。6～12g。

速认指南

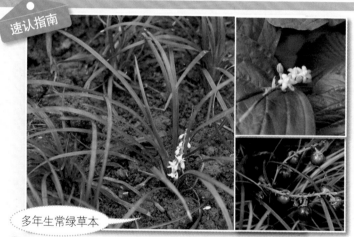

多年生常绿草本

叶 叶丛生，狭线形，先端急尖或渐尖，基部狭窄，叶柄鞘状，两边有薄膜。

花 花葶从叶丛中伸出；总状花序穗状，顶生，具花8～10余朵；小苞片膜质，每苞片腋生1～2朵花；花梗中部以上或近中部有关节；花微下垂，花被片6；雄蕊6，花丝很短，着生于花被基部。花期7～8月。

果 浆果球形，蓝黑色。果期10～11月。

石斛 Shihu

益胃生津，滋阴清热

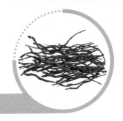

来源产地

为兰科植物金钗石斛*Dendrobium nobile Lindl.*、鼓槌石斛*Dendrobium chrysotoxum Lindl.*或流苏石斛*Dendrobium fimbriatum Hook.*的栽培品及其同属植物近似种的新鲜或干燥茎。附生于树干上或岩石上。金钗石斛以栽培为主，主产于贵州。鼓槌石斛野生，主产于云南。流苏石斛野生，主产于广西、云南、贵州。

性味功用

甘，微寒。用于热病津伤，口干烦渴，胃阴不足，食少干呕，病后虚热不退，阴虚火旺，骨蒸劳热，目暗不明，筋骨痿软。6～12g，鲜品15～30g。

速认指南

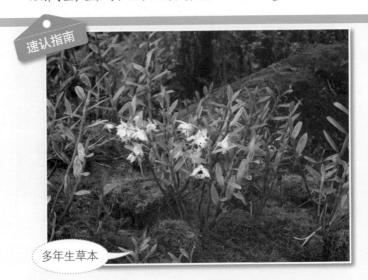

多年生草本

金钗石斛

叶 叶近革质，长圆形，长6～11cm，顶端2圆裂。

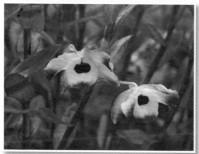

花 总状花序，生于节上，常具2~3朵花；花白色，带淡紫色顶缘，下垂；花瓣椭圆形，与萼片等大，顶端钝；唇瓣宽卵状长圆形，比萼片略短，具短爪，两面被毛，上面具1个紫褐色斑点。花期5~6月。

鼓槌石斛

基本特征同上，主要鉴别点为茎纺锤形，长达30cm，中部径1.5~5cm；叶革质，基部不下延为抱茎鞘；花序近茎端发出，疏生多花。花质厚，金黄色。

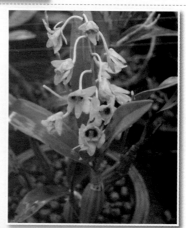

流苏石斛

基本特征同上，主要鉴别点为茎粗壮，圆柱形；叶二列，基部具紧抱于茎的革质鞘。总状花序。花金黄色；唇瓣边缘具复流苏，唇盘具1个新月形横生的深紫色斑块。

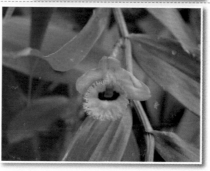

天冬 Tiandong

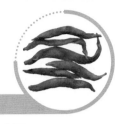

养阴润燥，清肺生津

来源产地

为百合科植物天冬*Asparagus cochinchinensis*（Lour.）Merr. 的干燥块根。生于山坡、路旁、林下，栽培为主。主产于贵州、四川、重庆、广西等地。

性味功用

甘、苦，寒。用于肺燥干咳，顿咳痰黏，腰膝酸痛，骨蒸潮热，内热消渴，热病津伤，咽干口渴，肠燥便秘。6～12g。

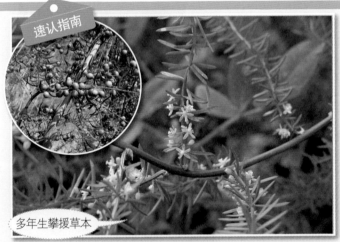

速认指南

多年生攀援草本

叶 叶状枝常3枚成簇，生于叶腋，扁平或略呈锐三角形，镰刀状；叶鳞片状，顶端长尖，基部具硬刺，而在分枝上刺较短或不明显。

花 雌雄异株，花常2朵腋生，淡绿色、黄白色或白色；花梗长2～6mm；雄花花被片6；雌花与雄花等大，具6枚退化雄蕊，子房上位，柱头3裂。花期5～6月。

果 浆果球形。果期10～12月。

浙贝母 Zhebeimu

清热化痰止咳，解毒散结消痈

来源产地

为百合科植物浙贝母 *Fritillaria thunbergii* Miq.的干燥鳞茎。栽培为主。主产于浙江、湖北、安徽、江苏等地。

性味功用

苦，寒。用于风热咳嗽，痰火咳嗽，肺痈，乳痈，瘰疬，疮毒。5～10g。不宜与川乌、制川乌、草乌、制草乌、附子同用。

速认指南

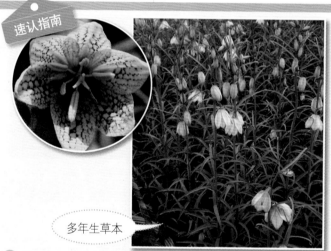

多年生草本

叶 叶无柄，叶片窄披针形至线状披针形，茎下部叶对生，中部叶轮生，上部叶互生，先端卷曲。

花 每株有花一至数朵，花钟状，下垂，淡黄色或黄绿色，有时稍带淡紫色；顶生花具苞片3～4，侧生花具苞片2，苞片叶状，先端卷曲；花被片6；雄蕊6；柱头3裂，裂片长1.5～2mm。花期 3～4月。

果 蒴果卵圆形。果期4～5月。

川贝母 Chuanbeimu

清热润肺，化痰止咳，散结消痈

来源产地

为百合科植物川贝母*Fritillaria cirrhosa* D. Don、暗紫贝母*Fritillaria unibracteata* Hsiao et K. C. Hsia、甘肃贝母*Fritillaria przewalskii* Maxim.、梭砂贝母*Fritillaria delavayi* Franch.、太白贝母*Fritillaria taipaiensis* P. Y. Li或瓦布贝母*Fritillaria unibracteata* Hsiao et K. C. Hsia var. *wabuensis*（S. Y. Tang et S. C. Yue）Z. D. Liu，S. Wang et S. C. Chen的干燥鳞茎。按性状不同分别习称"松贝"、"青贝"，"炉贝"和"栽培品"。生于高海拔的灌丛、草地上。主产于四川、甘肃、青海、云南、陕西。

性味功用

苦、甘，微寒。用于肺热燥咳，干咳少痰，阴虚劳嗽，痰中带血，瘰疬，乳痈，肺痈。3～10g。不宜与川乌、制川乌、草乌、制草乌、附子同用。

速认指南

川贝母

叶 叶7～11，通常对生，少数在中部兼有散生或3～4枚轮生的，宽3～5（～15）mm，先端稍弯或卷曲。

花 花通常单朵，极少2～3朵；叶状苞片3枚，先端稍弯或卷曲；花下垂，钟状或狭钟状；花被片黄色至黄绿色，通常有紫色小方格，少数仅具斑点或条纹；蜜腺窝在背面明显凸出；柱头3裂，裂片长3～5mm。花期5～7月。

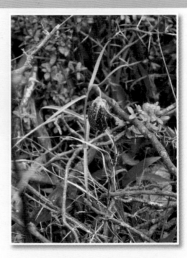

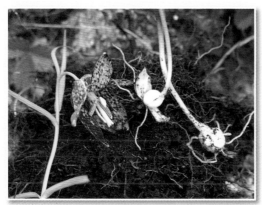

果 蒴果。果期8～10月。

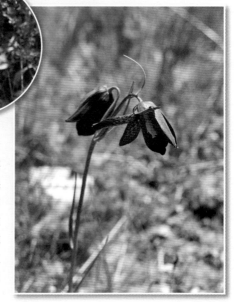

暗紫贝母

基本特征同上，主要鉴别点为花柱柱头裂片长1mm以下；花多为窄钟形；花被片在蜜腺处弯成钝角，花被片外面紫色或紫红色，无或极少具黄色方格斑纹。

甘肃贝母

基本特征同上，主要鉴别点为花柱柱头裂片长1mm以下；花多为窄钟形；花被片在蜜腺处弯成钝角，花黄色具多少不一的紫斑或方格纹，或无斑纹。

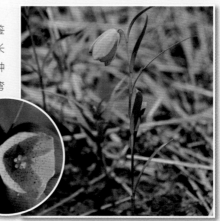

梭砂贝母

基本特征同上，主要鉴别点为茎生叶宽1cm以上，茎上着生叶及叶状苞片3~4，鳞茎具2~3鳞片。

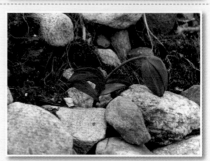

太白贝母

基本特征同上，主要鉴别点为茎生叶5~10，但栽培时可达20；花1~2朵，但栽培时可多达8朵；花被片在蜜腺处弯成钝角，花紫色或深黄绿色；花柱柱头裂片长2~3mm，栽培时长达3~5（~8）mm。

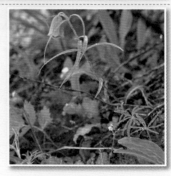

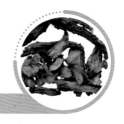

前胡 Qianhu

降气化痰，散风清热

来源产地

为伞形科植物白花前胡*Peucedanum praeruptorum* Dunn的干燥根。生于山坡林下及向阳的荒坡草丛中。主产于浙江、江西、湖南、四川。

性味功用

苦、辛，微寒。用于痰热喘满，咳痰黄稠，风热咳嗽痰多。3～10g。

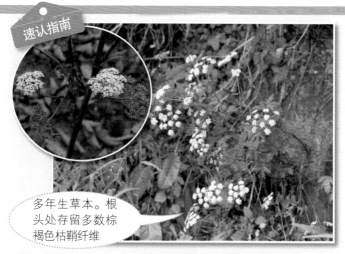

速认指南

多年生草本。根头处存留多数棕褐色枯鞘纤维

叶 基生叶有长柄；叶片宽三角状卵形，3出式2～3回羽状分裂，末回裂片菱状卵形，基部楔形，边缘有粗锯齿；茎生叶和基生叶相似，较小，顶端叶片简化，但叶鞘宽大。

花 复伞形花序顶生或侧生，伞幅6～18，不等长，有柔毛；小总苞片7～10，线状披针形；萼齿5，细小；花瓣5，白色；雄蕊5。花期7～9月。

果 果实卵状椭圆形。果期9～10月。

桔梗 *Jiegeng*

宣肺，利咽，祛痰，排脓

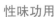

来源产地

为桔梗科植物桔梗*Platycodon grandiflorum* (Jacq.) A. DC.的干燥根。生于山坡、草地、林缘。栽培为主。主产于安徽、山东、江苏。

性味功用

苦、辛，平。用于咳嗽痰多，胸闷不畅，咽痛音哑，肺痈吐脓。3~10g。

速认指南

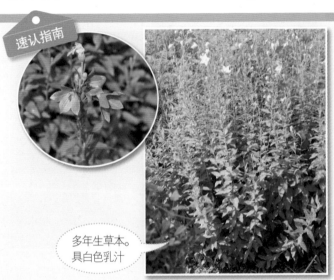

多年生草本。具白色乳汁

叶 叶3枚轮生，有时为对生或互生，卵形或卵状披针形，叶缘具尖锯齿。

花 花一至数朵，生于茎和分枝顶端；花萼钟状，裂片5；花冠蓝紫色，浅钟状，5浅裂，宽三角形，开展；雄蕊5，与花冠裂片互生，花丝基部加宽；柱头5裂，裂片线形。花期7~9月。

果 蒴果。果期8~10月。

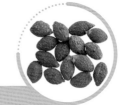

胖大海 Pangdahai

清热润肺，利咽开音，润肠通便

来源产地

为梧桐科植物胖大海 *Sterculia lychnophora* Hance 的干燥成熟种子。主产于越南、泰国、印度尼西亚及马来西亚。

性味功用

甘，寒。用于肺热声哑，干咳无痰，咽喉干痛，热结便闭，头痛目赤。2～3枚，沸水泡服或煎服。

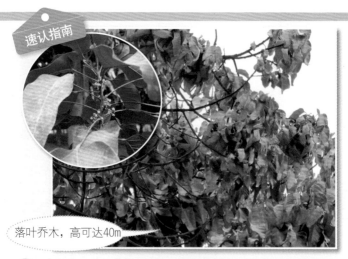

速认指南

落叶乔木，高可达40m

叶 单叶互生；叶片革质，卵形或椭圆状披针形，通常3裂，先端钝或锐尖，基部近圆形或近截形，全缘。

花 圆锥花序顶生或腋生，花杂性同株；花萼钟状，深裂，外面被星状柔毛；雄花具10～15个雄蕊；雌花具1枚雌蕊，由5个被短柔毛的心皮组成。

果 蓇葖果1～5个，呈船形。

明党参 Mingdangshen

润肺化痰，养阴和胃，平肝，解毒

来源产地

为伞形科植物明党参*Changium smyrnioides* Wolff 的干燥根。生于山坡肥沃处、岩石缝中。主产于安徽、江苏。

性味功用

甘、微苦，微寒。用于肺热咳嗽，呕吐反胃，食少口干，目赤眩晕，疔毒疮疡。6～12g。

速认指南

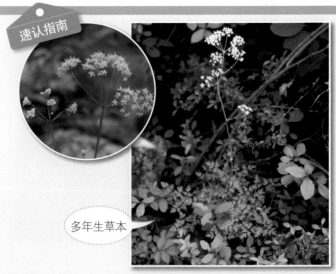

多年生草本

叶 基生叶有长柄，基部扩大呈鞘状而抱茎，叶为2～3回3出复叶，第2回分裂具3～4对羽状小叶片，小裂片披针形。

花 复伞形花序；小总苞片数个，钻形；小伞形花序有花10～15；花白色，萼齿小；花瓣5，卵状披针形；雄蕊5；子房下位。花期4～5月。

果 双悬果近圆形或卵状长圆形而扁，光滑。果期5～6月。

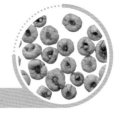

平贝母 Pingbeimu

清热润肺，化痰止咳

来源产地

为百合科植物平贝母 *Fritillaria ussuriensis* Maxim. 的干燥鳞茎。栽培为主，少为野生。主产于吉林、黑龙江、辽宁。

性味功用

苦、甘，微寒。用于肺热燥咳，干咳少痰，阴虚劳嗽，咳痰带血。3~9g；研粉冲服，一次1~2g。不宜与川乌、制川乌、草乌、制草乌、附子同用。

速认指南

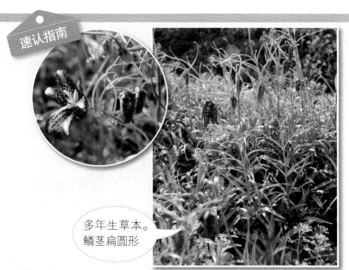

多年生草本。鳞茎扁圆形

叶 叶轮生或对生，中上部叶常兼有互生，线形，先端不卷曲或稍卷曲。

花 花1~3朵，紫色，具浅色小方格，顶花具叶状苞片4~6，先端极卷曲；蜜腺窝在花被片背面明显凸出；雄蕊6；花柱具乳突，柱头3深裂，裂片长约5mm。花期 5~6月。

果 蒴果宽倒卵形，具圆棱。果期 8~10月。

化痰止咳平喘药 · 清化热痰

323

海藻 Haizao

消痰软坚散结，利水消肿

来源产地

为马尾藻科植物海蒿子Sargassum pallidum (Turn.) C. Ag.或羊栖菜Sargassum fusiforme (Harv.) Setch.的干燥藻体。前者习称"大叶海藻"，后者习称"小叶海藻"。生于低潮带和大干潮线下海水激荡处的岩石上。主产于辽宁、山东、浙江、福建、广东。

性味功用

苦、咸，寒。用于瘿瘤，瘰疬，睾丸肿痛，痰饮水肿。6～12g。不宜与甘草同用。

速认指南

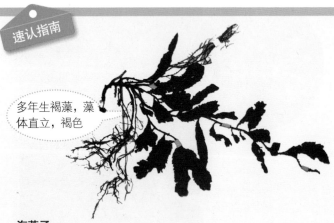

多年生褐藻，藻体直立，褐色

海蒿子

固着器 盘状或钝圆锥状，主干圆柱形，多为单一，直径2～7mm；小枝互生，冬春脱落后于主干上残留圆锥状残迹。

叶 单叶互生，叶形变异甚大；初生叶倒卵形、披针形，长2～7cm，宽3～12mm，全缘，有中肋；次生叶较狭小，线形或披针形，较薄，中肋不明显；雌雄异株。成熟期9～12月。

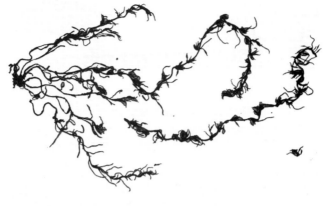

羊栖菜

基本特征同上,主要鉴别点为后生叶多为狭倒披针形,长2~3cm,宽2~4mm。

昆布 Kunbu

消痰软坚散结，利水消肿

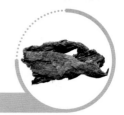

来源产地

为海带科植物海带*Laminaria japonica* Aresch.或翅藻科植物昆布*Ecklonia kurome* Okam.的干燥叶状体。海带以栽培为主，主产于福建、山东、辽宁等地。昆布野生为主，主产于福建、浙江。

性味功用

咸，寒。用于瘿瘤，瘰疬，睾丸肿痛，痰饮水肿。6~12g。

速认指南

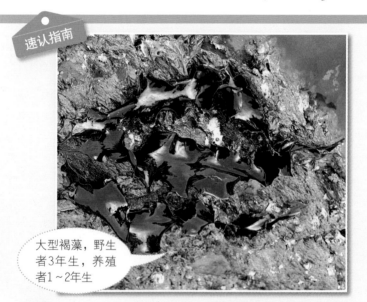

大型褐藻，野生者3年生，养殖者1~2年生

海带

全体 呈扁平带状，长2~6m，宽20~50cm。北方者较南方者大，干后黑褐色，厚革质，可分为固着器、柄和叶片三部分。固着器生于基部，由若干叉状分枝的假根所组成。

叶　叶片扁长，最宽处在中段略下处，其中央为中带部，较厚，占叶宽的1/3～1/2，向两侧渐薄，先端钝尖，基部楔形，全缘而多波状褶皱。

昆布

基本特征同上，主要鉴别点为叶片椭圆状羽状分裂，裂片长舌状，较薄。

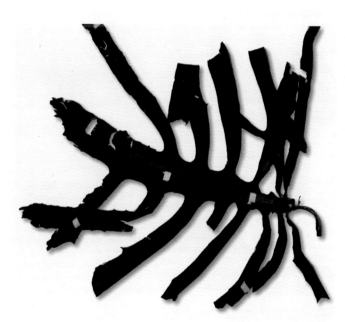

紫花前胡 Zihuaqianhu

降气化痰，散风清热

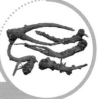

来源产地

为伞形科植物紫花前胡*Peucedanum decursivum* (Miq.) Maxim. 的干燥根。生于山坡、林缘或灌丛、草地，少量栽培。主产于浙江、河南、江西、安徽、湖南、广西、湖北。

性味功用

苦、辛，微寒。用于痰热喘满，咳痰黄稠，风热咳嗽痰多。3~9g，或入丸散。

速认指南

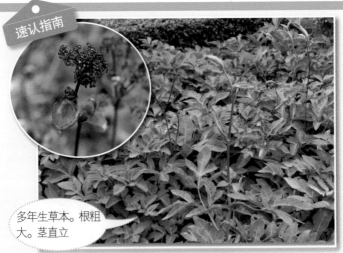

多年生草本。根粗大。茎直立

叶 基生叶有长柄；叶片3出式1~2回羽状分裂，末回裂片椭圆形或长卵形，基部下延，边缘锯齿较密；茎上部叶逐渐退化，至顶部仅有3裂。

花 复伞形花序顶生和侧生，伞幅10~20，紫色；总苞片1~2，卵圆形，呈宽阔鞘状；小总苞片数片，披针形；花瓣卵圆形，深紫色。花期8~9月。

果 果实椭圆形。果期10月。

白附子 Baifuzi

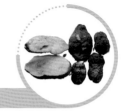

祛风痰，定惊搐，解毒散结，止痛

来源产地

为天南星科植物独角莲*Typhonium giganteum* Engl. 的干燥块茎。生于林下、山涧湿地，也可栽培。主产于河南、四川、陕西。

性味功用

辛，温；有毒。用于中风痰壅，口眼㖞斜，语言謇涩，惊风癫痫，破伤风，痰厥头痛，偏正头痛，瘰疬痰核，毒蛇咬伤。3～6g。一般炮制后用，外用生品适量捣烂，熬膏或研末以酒调敷患处。孕妇慎用；生品内服宜慎。

速认指南

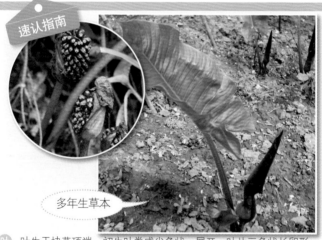

多年生草本

叶 叶生于块茎顶端，初生叶卷成尖角状，展开；叶片三角状长卵形，基部箭形，先端渐尖，全缘或波状；叶柄基部具紫色条斑。

花 佛焰苞基部管状，内侧开裂，深紫色；肉穗花序；雌花位于下部，雄花位于上部，两者相距2.5cm；雄花序上方有1棒状附属器，紫色。花期6～8月。

果 浆果，紫色。果期7～9月。

天南星 Tiannanxing

散结消肿

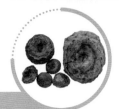

来源产地

为天南星科植物天南星*Arisaema erubescens*（Wall.）Schott、异叶天南星*Arisaema heterophyllum* Bl.或东北天南星*Arisaema amurense* Maxim.的干燥块茎。生于林下、沟边阴湿地。天南星、异叶天南星主产于四川、湖北、甘肃、贵州、云南。东北天南星主产于东北及河北、山西、陕西。

性味功用

苦、辛，温；有毒。外用治痈肿，蛇虫咬伤。外用生品适量，研末以醋或酒调敷患处。孕妇慎用；生品内服宜慎。

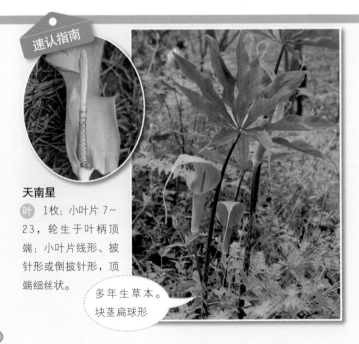

速认指南

天南星

叶 1枚；小叶片 7～23，轮生于叶柄顶端；小叶片线形、披针形或倒披针形，顶端细丝状。

多年生草本。块茎扁球形

（花）雌雄异株。花序柄短于叶柄，佛焰苞通常绿色或上部带紫色，少有紫色而具白色条纹。肉穗花序，包在长筒内，附属器为棍棒状；雄花具短柄，雄蕊2～4；雌花的子房卵圆形。花期5～8月。

（果）果序柄常下弯，有时为直立；浆果，红色。果期8～9月。

异叶天南星

基本特征同上，主要鉴别点为叶常只有1片；裂片7～19(～21)，倒披针形或长圆形。佛焰苞管部长3～8cm，喉部斜形；附属器细长。

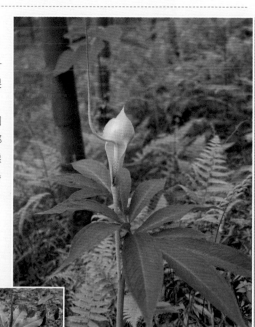

东北天南星

基本特征同上，主要鉴别点为叶1枚，小叶片5（幼叶3）。佛焰苞绿色或带紫色而且具白色条纹。附属器成棍棒状。

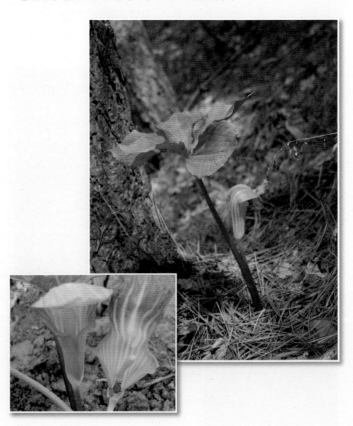

半夏 Banxia

燥湿化痰，降逆止呕，消痞散结

来源产地

为天南星科植物半夏*Pinellia ternata*（Thunb.）Breit.的干燥块茎。生于荒地、田间、山坡、林下，也可栽培。主产于四川、湖北、河南、安徽、山东等地。

性味功用

辛，温；有毒。用于湿痰寒痰，咳喘痰多，痰饮眩悸，风痰眩晕，痰厥头痛，呕吐反胃，胸脘痞闷，梅核气；外治痈肿痰核。内服一般炮制后使用，3～9g。外用适量。

速认指南

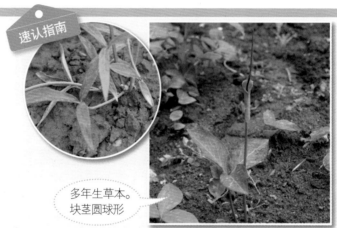

多年生草本。块茎圆球形

叶 小叶片卵状椭圆形至倒卵状长圆形；总叶柄基部具鞘，鞘内、鞘部以上或叶片基部具珠芽。

花 花序柄长于叶柄；佛焰苞绿色或绿白色，管部狭圆柱形；肉穗花序，雌花序长2cm，雄花序长5～7mm，其中间隔3mm；附属器绿色变青紫色。花期5～7月。

果 浆果。果期8月。

芥子

Jiezi

温肺豁痰利气，散结通络止痛

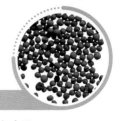

来源产地

为十字花科植物白芥*Sinapis alba* L.或芥*Brassica juncea*（L.）Czern. et Coss.的干燥成熟种子。多栽培。全国各地均产。

性味功用

辛，温。用于寒痰咳嗽，胸胁胀痛，痰滞经络，关节麻木、疼痛，痰湿流注，阴疽肿毒。3～9g。

速认指南

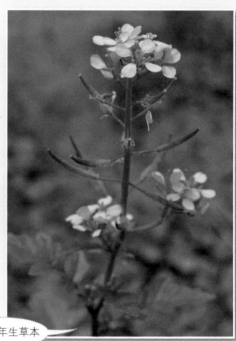

白芥

叶 互生，茎基部的叶具长柄，叶片宽大，倒卵形，琴状深裂或近全裂，裂片5～7，先端大，向下渐小；茎上部的叶具短柄，叶片较小，裂片较细。

一或二年生草本

花　总状花序顶生，花黄色；萼片4；花瓣4；雄蕊6；子房长方形，密被白毛。花期夏季。

果　长角果广条形，长2～3cm，密被粗白毛，先端有喙；种子圆形，淡黄白色，直径1.5～2mm。果期5～7月。

芥

基本特征同上，主要鉴别点为长角果线形，长(2～)3～5(～6)cm；种子圆球形，黑色至浅棕色或灰色，直径1～1.7mm，表面有细的网脉。

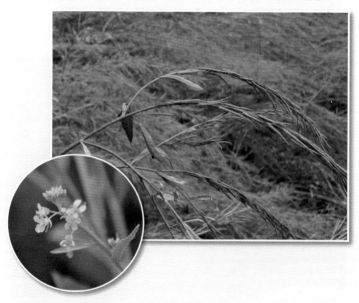

旋覆花 Xuanfuhua
（附：金沸草）

降气，消痰，行水，止呕

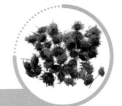

来源产地

旋覆花为菊科植物旋覆花*Inula japonica* Thunb.或欧亚旋覆花*Inula britannica* L.的干燥头状花序。生于山谷、田埂、路边。主产于河南、江苏、河北、浙江、安徽。

性味功用

苦、辛、咸，微温。用于风寒咳嗽，痰饮蓄结，胸膈痞满，咳喘痰多，呕吐噫气，心下痞硬。3～9g。包煎。

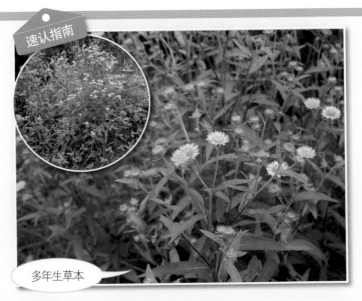

速认指南

多年生草本

旋覆花

叶 互生，无柄；中部叶长椭圆形或长圆状披针形，先端尖，基部狭，无柄，全缘或有疏齿；上部叶渐小。

花 头状花序直径2.5～4cm；总苞半球形；外层总苞片披针形，内层苞片干膜质；边缘舌状花黄色，雌性；管状花两性，裂齿5。花期7～10月。

果 瘦果圆柱形，疏生伏毛。果期9～10月。

欧亚旋覆花

基本特征同上，主要鉴别点为中部叶基部宽大，心形或有耳，半抱茎；头状花序直径2.5～5cm。

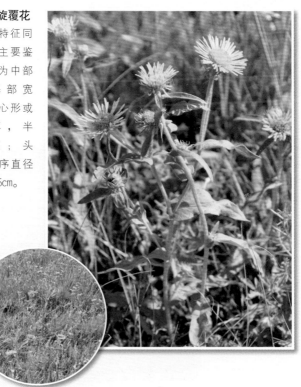

附 金沸草为条叶旋覆花或旋覆花的干燥地上部分。

白前 Baiqian

降气，消痰，止咳

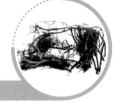

来源产地

为萝藦科植物柳叶白前*Cynanchum stauntonii*（Decne.）Schhr. ex Lévl. 或芫花叶白前*Cynanchum glaucescens*（Decne.）Hand.-Mazz.的干燥根茎和根。生于山谷湿地、溪边、江边砂地浸水中。主产于浙江、安徽、福建、江西、湖北、湖南、广西等地。

性味功用

辛、苦，微温。用于肺气壅实，咳嗽痰多，胸满喘急。3～10g。

速认指南

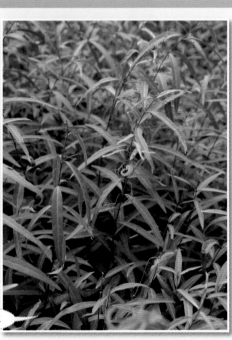

柳叶白前

叶 对生，有短柄；叶片稍革质，披针形或线状披针形，先端渐尖，基部渐狭，全缘，中脉明显。

直立草本

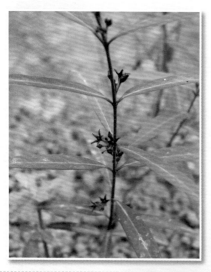

花 聚伞花序腋生，有花3~8朵；花萼5深裂，内面基部有腺体；花冠辐状，5深裂，裂片线形，紫红色，内面有长柔毛，副花冠裂片杯状，较蕊柱短；雄蕊5，与雌蕊合生成蕊柱，花药2室，每室有1下垂花粉块，淡黄色。花期5~8月。

果 蓇葖果狭披针形。果期9~10月。

芫花叶白前

基本特征同上，主要鉴别点为直立矮灌木，叶对生，近于无柄；叶片革质，椭圆形或长圆状披针形。伞形聚伞花序腋生，比叶短；花冠黄色或白色，辐状。

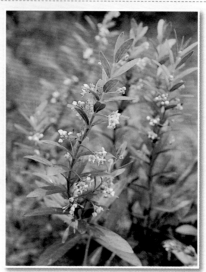

苦杏仁 Kuxingren

降气止咳平喘，润肠通便

来源产地

为蔷薇科植物山杏*Prunus armeniaca* L. var. *ansu* Maxim.、西伯利亚杏*Prunus sibirica* L.、东北杏*Prunus mandshurica*（Maxim.）Koehne或杏*Prunus armeniaca* L.的干燥成熟种子。生于海拔溪谷或丘陵山地，山杏、西伯利亚杏、东北杏为野生，杏为栽培。主产于内蒙古、辽宁、河北等地。

性味功用

苦，微温；有小毒。用于咳嗽气喘，胸满痰多，肠燥便秘。5～10g。

速认指南

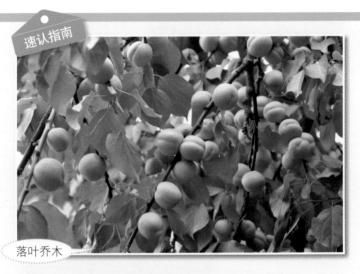

落叶乔木

杏

叶 叶片卵圆形或近圆形；先端具短尾尖；基部圆形或近心形，边缘具钝锯齿。

花 花单生，无梗或具极短梗，先叶开放；萼筒圆筒形，紫红色或绿色，萼片卵圆形至椭圆形；花瓣白色或带红晕；雄蕊20~50，心皮1，有短柔毛。花期4月。

果 核果，球形。果肉多汁，成熟时不开裂。果期6~7月。

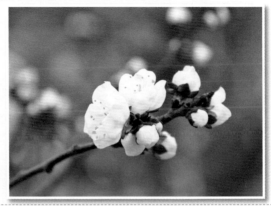

山杏

基本特征同上，主要鉴别点为叶基部楔形或宽楔形。花常2朵并生。花瓣粉红色。果核表面粗糙或网状脉纹。

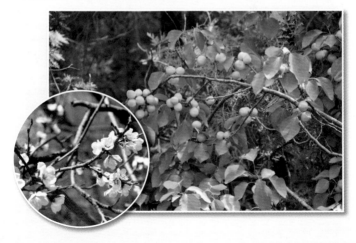

西伯利亚杏

基本特征同上，主要鉴别点为叶边缘具细钝锯齿。核果扁球形；果肉较薄而干燥，熟时沿腹缝开裂；核扁球形，易与果肉分离，顶端圆，基部一侧偏斜，腹面宽而锐利。

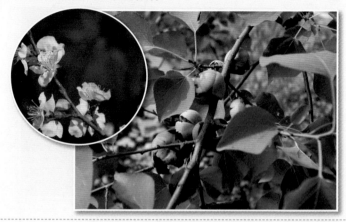

东北杏

基本特征同上，主要鉴别点为叶具不整齐细长尖锐重锯齿。果肉稍肉质或干燥，味酸或稍苦涩，大果类型可食，有香味。

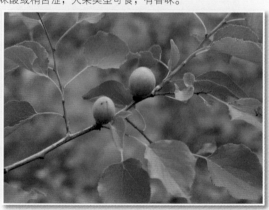

洋金花 Yangjinhua

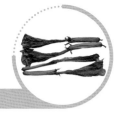

平喘止咳，解痉定痛

来源产地

为茄科植物白花曼陀罗 *Datura metel* L.的干燥花。生于山坡、草地、路旁。主产于江苏、广东、海南、福建。

性味功用

辛，温；有毒。用于哮喘咳嗽，脘腹冷痛，风湿痹痛，小儿慢惊；外科麻醉。0.3~0.6g，宜入丸散；亦可作卷烟分次燃吸（一日量不超过1.5g）。外用适量。孕妇、外感及痰热咳喘、青光眼、高血压及心动过速者禁用。

速认指南

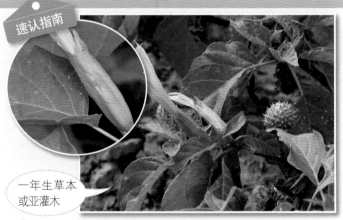

一年生草本或亚灌木

叶 叶互生，叶片卵形或宽卵形，顶端渐尖，叶基为不对称的楔形，边缘具不规则的短齿或浅裂，或者全缘而波状。

花 花单生于枝叉间或叶腋；花萼筒状，5裂；花冠长漏斗状，长14~20cm，裂片顶端具小尖头，白色、黄色、浅紫色；雄蕊5；子房疏生短刺毛。花期6~9月。

果 蒴果，近球形或扁球形，成熟时成不规则4瓣裂。果期6~9月。

罗汉果 Luohanguo

清热润肺，利咽开音，润肠通便

来源产地

为葫芦科植物罗汉果 *Siraitia grosvenorii* (Swingle) C. Jeffrey ex A. M. Lu et Z. Y. Zhang 的干燥果实。栽培为主。主产于广西。

性味功用

甘，凉。用于肺热燥咳，咽痛失音，肠燥便秘。9~15g。

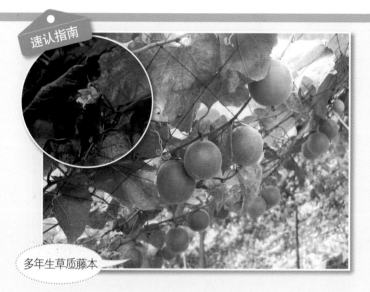

速认指南

多年生草质藤本

叶 叶互生；叶心状卵形，膜质，先端渐尖或长渐尖，基部宽心形或耳状心形，全缘，两面有白柔毛，下面有红棕色腺毛。

花 花单性，雌雄异株；雄花腋生，花冠5全裂，黄色；雄蕊5，有白色柔毛；雌花单生或2~5花簇生于叶腋；子房有柔毛，花柱3。花期5~7月。

果 瓠果圆形或长圆形。果期7~9月。

白果 Baiguo（附：银杏叶）

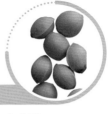

敛肺定喘，止带缩尿

化痰止咳平喘药 · 止咳平喘

来源产地

白果为银杏科植物银杏*Ginkgo biloba* L.的干燥成熟种子。多栽培。主产于河南、山东、湖北、广西、江苏、四川、安徽等地。

性味功用

甘、苦、涩，平；有毒。用于痰多喘咳，带下白浊，遗尿尿频。5～10g。生食有毒。

速认指南

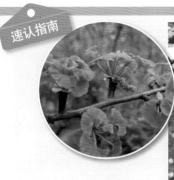

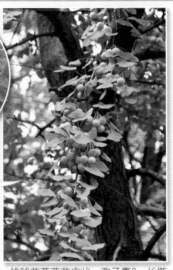

落叶乔木

叶 叶扇形，先端2裂，有时裂片再裂；基部楔形，叶脉2叉分；叶柄长3～10cm。

花 雌雄异株，球花生于短枝叶腋；雄球花菜黄花序状，孢子囊2，长椭圆形；雌球花具长梗，梗端2叉分，叉端有一盘状的珠座，其上生胚珠1枚；通常仅有1侧胚珠发育成种子。花期4～5月。

果 种子核果状。果期7～10月。

附 银杏叶为银杏的干燥叶。

枇杷叶 Pipaye

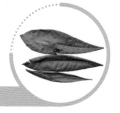

清肺止咳，降逆止呕

来源产地

为蔷薇科植物枇杷*Eriobotrya japonica* (Thunb.) Lindl.的干燥叶。多栽培。主产于江苏、浙江、广东、福建。

性味功用

苦，微寒。用于肺热咳嗽，气逆喘急，胃热呕逆，烦热口渴。6～10g。

速认指南

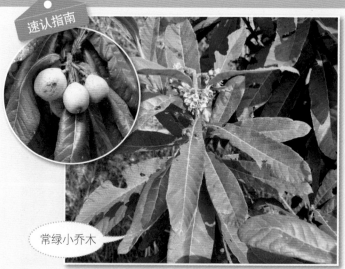

常绿小乔木

叶 叶互生；叶片革质，长椭圆形或倒卵状披针形，先端短尖或渐尖，基部楔形，边缘有疏锯齿，下面密被锈色绒毛。

花 圆锥花序顶生，密被锈色绒毛；花密集；萼筒壶形，密被绒毛，5浅裂；花瓣5，白色；雄蕊20～25。花期9～11月。

果 浆果状梨果；黄色或橙色。果期次年4～5月。

款冬花 Kuandonghua

润肺下气，止咳化痰

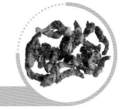

来源产地

为菊科植物款冬*Tussilago farfara* L.的干燥花蕾。生于河边沙地，多有栽培。主产于四川、陕西、河北。

性味功用

辛、微苦，温。用于新久咳嗽，喘咳痰多，劳嗽咯血。5～10g。

速认指南

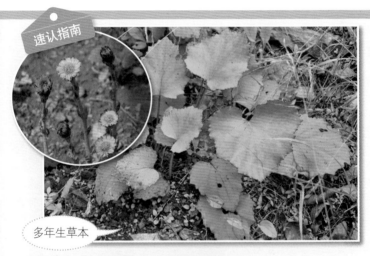

多年生草本

根　根状茎褐色，横生地下。早春先抽出花莛数条。

叶　后生出基生叶，阔心形，边缘有波状顶端增厚的黑褐色疏齿，下面密生白色绒毛。

花　头状花序，直径2.5～3cm，顶生；总苞片1～2层；边缘有多层雌花，舌状，黄色；中央有多数两性花，管状，黄色；花药基部具尾，柱头头状，通常不结实。花期 3～4月。

果　瘦果具 5～10棱；冠毛淡黄色。果期5月。

347

葶苈子 Tinglizi

泻肺平喘，行水消肿

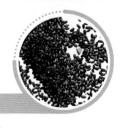

来源产地

为十字花科植物播娘蒿 *Descurainia sophia* (L.) Webb. ex Prantl. 或独行菜 *Lepidium apetalum* Willd. 的干燥成熟种子。前者习称"南葶苈子"，后者习称"北葶苈子"。生于田野、村旁、荒地及山坡。播娘蒿主产于江苏、山东、安徽。独行菜主产于河北、北京郊区、辽宁、内蒙古。

性味功用

辛、苦，大寒。用于痰涎壅肺，喘咳痰多，胸胁胀满，不得平卧，胸腹水肿，小便不利。3～10g，包煎。

速认指南

播娘蒿

茎 单一，上部多分枝。

叶 叶互生，上部叶无柄，2～3回羽状全裂或深裂，裂片纤细，近线形，两面密生灰黄色柔毛及分叉毛，老时几无毛。

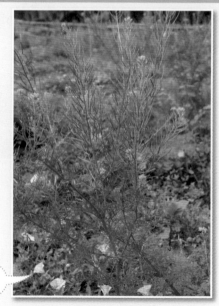

一年生或二年生草本

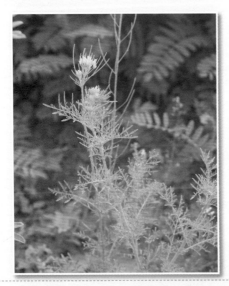

花 总状花序顶生，花小，多数；萼片4，线形或狭长圆形；花瓣4，黄色，短于萼片或与萼片等长。花期4~6月。

果 长角果细圆柱形，成熟时稍呈念珠状。果期5~8月。

独行菜

基本特征同上，主要鉴别点为茎生叶披针形或长圆形，边缘有疏齿或全缘；短角果，近圆形或宽椭圆形，扁平。

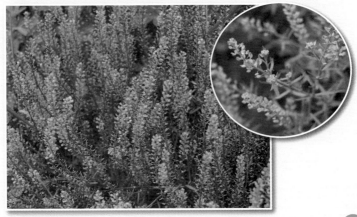

百部 Baibu

润肺下气止咳，杀虫灭虱

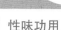

来源产地

为百部科植物直立百部*Stemona sessilifolia*（Miq.）Miq.、蔓生百部*Stemona japonica*（Bl.）Miq.或对叶百部*Stemona tuberosa* Lour.的干燥块根。生于灌木林下、河边、路边。直立百部、蔓生百部主产于浙江、江苏等地。对叶百部主产于湖南、湖北等地。

性味功用

甘、苦，微温。用于新久咳嗽，肺痨咳嗽，顿咳；外用于头虱，体虱，蛲虫病，阴痒。蜜百部润肺止咳。用于阴虚劳嗽。3～9g。外用适量，水煎或酒浸。

速认指南

直立百部

叶 叶常3～4片轮生，偶有5片，或2片对生；叶片卵形或椭圆形，长4～6cm，先端短尖，基部渐窄成短柄或近无柄，全缘。

多年生草本。块根肉质，数个至数十个簇生。茎直立

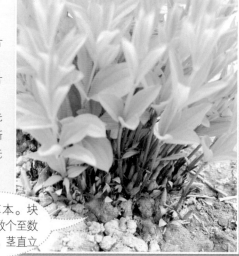

花 花多数生于茎下部鳞叶腋间，苞片稍大；雄蕊4，紫色；子房三角形，柱头短，无花柱。花期4～5月。

果 蒴果扁卵形。果期7月。

蔓生百部

基本特征同上，主要鉴别点为蔓生百部为多年生缠绕草本。茎长100cm左右。叶2～4（～5）片轮生，叶柄长1.5～3cm，叶片卵形至卵状披针形。花单生或数朵排成聚伞花序，总花梗完全贴生于叶片中脉上。

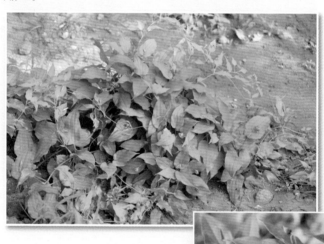

对叶百部

基本特征同上，主要鉴别点为对叶百部为多年生缠绕草本，常分枝，长达5m。块根肉质，长15～30cm。叶常对生，卵形，长8～30cm。花大，腋生，花梗与叶分离。

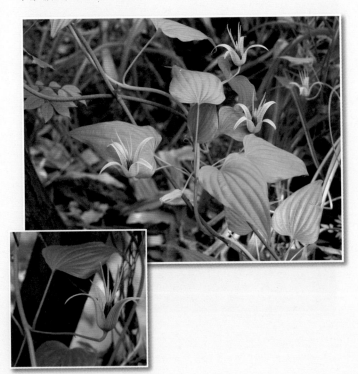

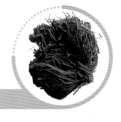

紫菀 Ziwan

润肺下气，消痰止咳

来源产地

为菊科植物紫菀*Aster tataricus* L. f.的干燥根和根茎。生于山地、河旁、草地。多栽培。主产于河北、安徽等地。

性味功用

辛、苦，温。用于痰多喘咳，新久咳嗽，劳嗽咯血。5～10g。

速认指南

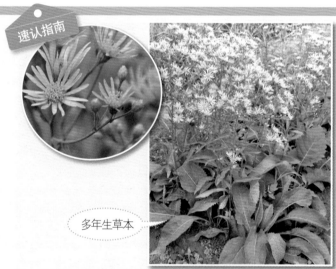

多年生草本

叶 基生叶大型；下部叶及中部叶椭圆状匙形至披针形，长10～20cm，基部渐狭成短柄，边缘有锯齿或近全缘；上部叶渐变小，披针形至线状披针形，无柄，全缘。

花 头状花序，多数排成伞房状；总苞半球形；总苞片3层，外层渐短；舌状花蓝紫色。花期7～9月。

果 瘦果，冠毛污白色或带红色。果期7～9月。

马兜铃 Madouling
（附：天仙藤）

清肺降气，止咳平喘，清肠消痔

来源产地

马兜铃为马兜铃科植物北马兜铃 *Aristolochia contorta* Bge.或马兜铃 *Aristolochia debilis* Sieb.et Zucc.的干燥成熟果实。生于山野、林缘、溪流两岸、路旁及山坡灌丛中。北马兜铃主产于辽宁、吉林、黑龙江，马兜铃主产于浙江、安徽、江苏、湖南、湖北等地。

性味功用

苦，微寒。用于肺热咳喘，痰中带血，肠热痔血，痔疮肿痛。3～9g。本品含马兜铃酸，可引起肾脏损害等不良反应；儿童及老年人慎用；孕妇、婴幼儿及肾功能不全者禁用。

速认指南

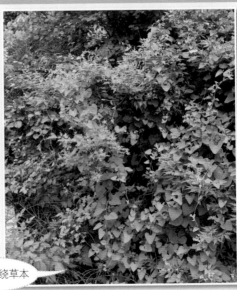

北马兜铃

叶 叶互生，三角状心形、心形或卵状心形，全缘，具7条主脉，叶脉明显而隆起。

多年生缠绕草本

花 花数朵，簇生于叶腋。花被管状，下面绿色，上部带紫色，内侧具软腺毛；基部成球形，具6条隆起的纵脉和明显的网状脉；上部筒状；花被筒的檐部舌片先端延伸成细线状的尾尖。花期7~8月。

果 蒴果。果期9~10月。

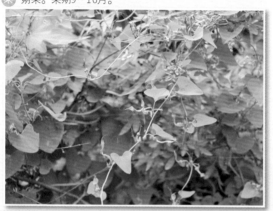

马兜铃

基本特征同上，主要鉴别点为花被基部膨大呈球形，中部管状，上部扩大成喇叭状；花被檐部舌片先端渐尖、短尖或钝。

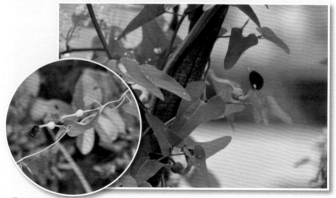

附 天仙藤为马兜铃或北马兜铃的干燥地上部分。

灵芝 Lingzhi

补气安神，止咳平喘

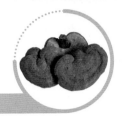

来源产地

为多孔菌科真菌赤芝Ganoderma lucidum（Leyss. ex Fr.）Karst.或紫芝Ganoderma sinense Zhao, Xu et Zhang的干燥子实体。栽培为主，少量野生。主产于江西、浙江、山东、福建、安徽。

性味功用

甘，平。用于心神不宁，失眠心悸，肺虚咳喘，虚劳短气，不思饮食。6~12g。

速认指南

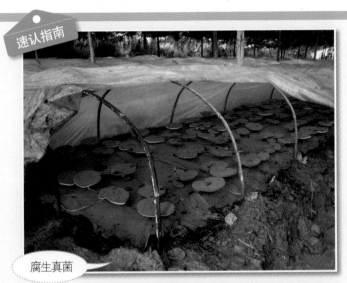

腐生真菌

赤芝

子实体有柄，菌盖（菌帽）半圆形至肾形，罕近圆形，木栓质，皮壳黄色，渐变为红褐色，表面稍有光泽，但久置则光泽消失，具有环状棱纹和辐射状的皱纹，边缘薄或平截，往往稍内卷。

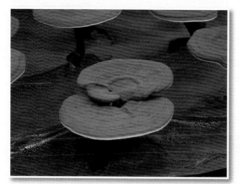

菌柄长3～19cm，皮壳带紫褐色，质坚硬，表面的光泽比菌盖更为显著。菌肉近白色至淡褐色，菌管长与菌肉厚度相等。

紫芝

基本特征同上，主要鉴别点为菌盖（菌帽）表面紫黑色至近黑色，或呈紫褐色，表面具漆样光泽。菌柄与菌盖同色或具更深的色泽和光泽。

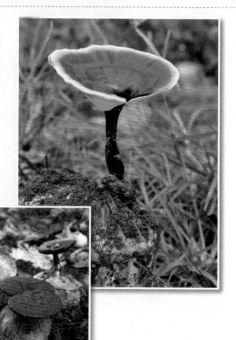

远志 Yuanzhi

安神益智，交通心肾，祛痰，消肿

来源产地

为远志科植物远志*Polygala tenuifolia* Willd.或卵叶远志*Polygala sibirica* L.的干燥根。生于向阳带石砾或砂质干山坡、路旁、河岸。远志以栽培为主，主产于山西、陕西、河南。卵叶远志多为野生，商品量少。

性味功用

苦、辛，温。用于心肾不交引起的失眠多梦、健忘惊悸、神志恍惚，咳痰不爽，疮疡肿毒，乳房肿痛。3～10g。

速认指南

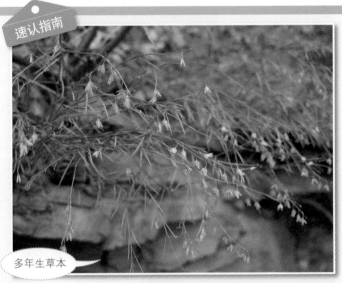

多年生草本

远志

叶 叶互生，近无柄；叶片线形或线状披针形，全缘，两端尖，通常无毛。

花 总状花序，偏侧生于小枝顶端；花淡蓝色或蓝紫色，花梗细长；苞片3，易脱落；萼片5，外轮3片小，内轮2片花瓣状，长圆状倒卵形；花瓣3，中央1瓣呈龙骨瓣状，下面顶部有鸡冠状附属物；雄蕊8，结合成长8mm的雄蕊管。花期5～7月。

果 蒴果，近圆形，顶端凹陷。果期6～9月。

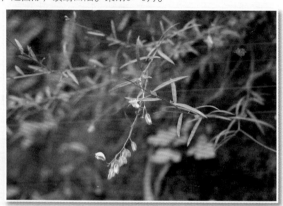

卵叶远志

基本特征同上，主要鉴别点为叶片披针形、线状披针形、卵状披针形或长圆形，宽3～6mm。蒴果周围具窄翅且有短睫毛。

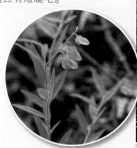

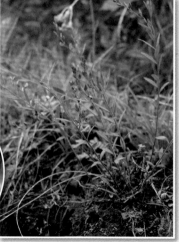

合欢皮 Hehuanpi
（附：合欢花）

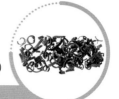

解郁安神，活血消肿

来源产地

为豆科（含羞草科）植物合欢*Albizia julibrissin* Durazz.的干燥树皮。生于山谷、平原或栽培于庭园中。主产于湖北、江苏、浙江等地。

性味功用

甘，平。用于心神不安，忧郁失眠，肺痈，疮肿，跌仆伤痛。6～12g。

速认指南

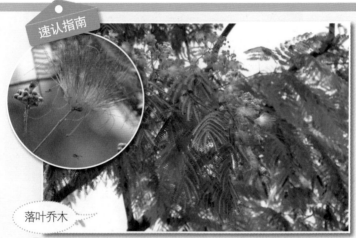

落叶乔木

叶 羽片4～12对；小叶10～30对，镰刀形或长圆形，先端锐尖，基部截形，中脉极明显，偏向叶片的上侧，全缘。

花 头状花序，多数，成伞房状排列；小花粉红色；萼片5裂，钟形；花冠长为萼管的2～3倍，淡黄色，漏斗状，顶端5裂；雄蕊多数，花柱丝状，粉红色。花期6～7月。

果 荚果，扁平。果期8～10月。

附 合欢花为合欢的干燥花序或花蕾。

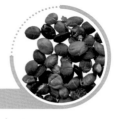

酸枣仁 Suanzaoren

养心补肝，宁心安神，敛汗，生津

来源产地

为鼠李科植物酸枣Ziziphus jujube Mill. var. spinosa (Bunge) Hu ex H. F. Chou 的干燥成熟种子。生长于向阳或干燥的山坡、山谷、丘陵等地。主产于河北、山东、河南。

性味功用

甘、酸，平。用于虚烦不眠，惊悸多梦，体虚多汗，津伤口渴。9～15g。

速认指南

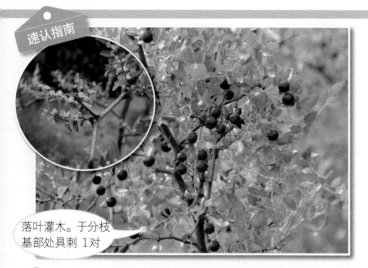

落叶灌木。于分枝基部处具刺 1对

叶 单叶互生；叶片长圆状卵形至卵状披针形，先端钝，基部圆形，稍偏斜，边缘具细锯齿。

花 花小，2～3朵簇生于叶腋；花萼5裂；花瓣5，黄绿色；雄蕊5，与花瓣对生，比花瓣稍长；花盘明显，10浅裂。花期6～7月。

果 核果肉质，直径 0.8～1.3cm，成熟时暗红褐色，有酸味。果期9～10月。

石菖蒲 Shichangpu

开窍豁痰，醒神益智，化湿开胃

来源产地

为天南星科（菖蒲科）植物石菖蒲 *Acorus tatarinowii* Schott的干燥根茎。生于山涧浅水石上或溪流旁的岩石缝中。主产于四川、浙江、江苏等地。

性味功用

辛、苦，温。用于神昏癫痫，健忘失眠，耳鸣耳聋，脘痞不饥，噤口下痢。3~9g。

速认指南

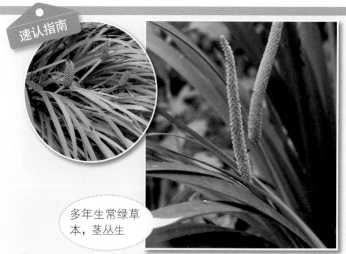

多年生常绿草本，茎丛生

叶 叶基生，叶片剑状线形，先端渐尖，基部对折，中部以上平展，无明显中肋。

花 肉穗状花序，当年生叶的叶腋抽出，花茎长10~30cm，花序长5~12cm，狭圆柱形，较柔弱；叶状佛焰苞片为花序长的2~5倍；花小，密生，两性，淡黄绿色；花被片6，2轮；雄蕊6。花期4~7月。

果 浆果倒卵形。果期8月。

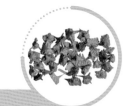

蒺藜 Jili

平肝解郁，活血祛风，明目，止痒

来源产地

为蒺藜科植物蒺藜*Tribulus terrestris* L.的干燥成熟果实。生于荒丘、田边、路旁及河边草丛。主产于河南、河北、山东、陕西。

性味功用

辛、苦，微温；有小毒。用于头痛眩晕，胸胁胀痛，乳闭乳痈，目赤翳障，风疹瘙痒。6~10g。

速认指南

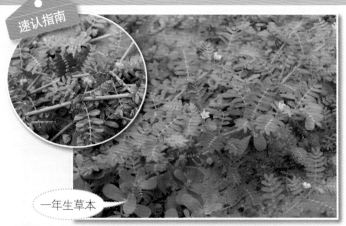

一年生草本

茎 由基部分枝，平卧。

叶 偶数羽状复叶，互生或对生；小叶5~8对，长圆形，先端锐尖或钝，基部稍偏斜，全缘。

花 花单生于叶腋；萼片5，宿存；花瓣5，比萼片稍长，黄色；雄蕊10，生于花盘基部，5枚花丝较短的基部有鳞片状腺体；子房5棱，花柱单一，柱头5裂。花期5~8月。

果 分果，由5个分果瓣组成；每果瓣具刺。果期6~9月。

钩藤 Gouteng

清热利湿，利胆退黄

来源产地

为茜草科植物钩藤*Uncaria rhynchophylla* (Miq.) Miq. ex Havil.、大叶钩藤*Uncaria macrophylla* Wall.、毛钩藤*Uncaria hirsuta* Havil.、华钩藤*Uncaria sinensis* (Oliv.) Havil.或无柄果钩藤*Uncaria sessilifructus* Roxb.的干燥带钩茎枝。生于山谷林下，溪畔或灌丛中。主产于广西、四川、江西、湖北、湖南、贵州。

性味功用

甘，凉。用于肝风内动，惊痫抽搐，高热惊厥，感冒夹惊，小儿惊啼，妊娠子痫，头痛眩晕。3~12g，后下。

速认指南

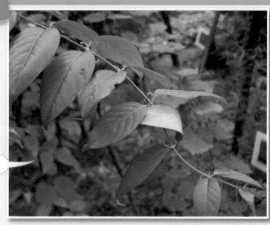

攀援藤本

钩藤

叶 叶对生。

叶片椭圆形，纸质，先端尾尖，基部宽楔形，全缘，上面光滑，下面在脉腋内常有束毛，稍带白粉，干后变褐红色，托叶2深裂，裂片线状锥形。

花 头状花序单生于叶腋或为顶生的总状花序，花序梗纤细，上有线形小苞片4~6，花萼管状，顶端5裂；花冠长管状漏斗形，先端5裂；雄蕊5；子房下位，2室。花期5~7月。

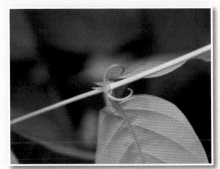

果 蒴果倒圆锥形，疏被柔毛。果期10~11月。

大叶钩藤

基本特征同上，主要鉴别点为叶近革质；花、蒴果具梗。

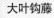

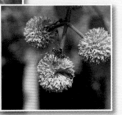

毛钩藤

基本特征同上，主要鉴别点为小枝初时与钩同被白毛，以后毛逐渐脱落；叶密被柔毛或硬毛，革质；托叶2裂。

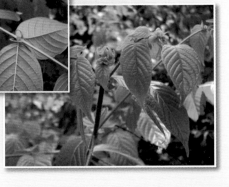

华钩藤

基本特征同上，主要鉴别点为叶两面无毛；托叶全缘或微缺，宽三角形或半圆形。

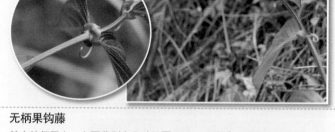

无柄果钩藤

基本特征同上，主要鉴别点为叶两面无毛，近革质，稍粉白色；托叶2深裂；花无梗；蒴果无柄或近无柄。

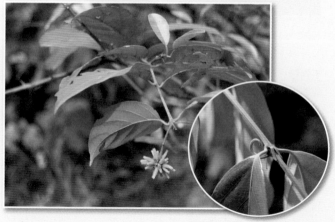

天麻 Tianma

息风止痉，平抑肝阳，祛风通络

来源产地

为兰科植物天麻*Gastrodia elata* Bl.的干燥块茎。生于林下阴湿、腐殖质较厚地，栽培为主。主产于陕西、四川、贵州、湖北、云南等地。

性味功用

甘，平。用于小儿惊风，癫痫抽搐，破伤风，头痛眩晕，手足不遂，肢体麻木，风湿痹痛。3～10g。

速认指南

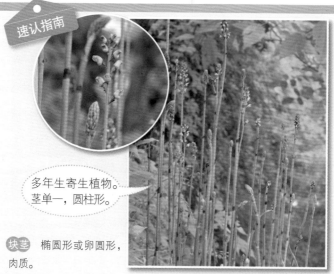

多年生寄生植物。茎单一，圆柱形。

块茎 椭圆形或卵圆形，肉质。

叶 叶呈鳞片状，膜质，长1～2cm，下部鞘状抱茎。

花 总状花序顶生，苞片膜质，窄披针形，长约1cm，花淡黄绿色或黄色，萼片和花瓣合生成歪筒，口部偏斜，顶端5裂；合蕊柱长5～6mm，顶端有2个小的附属物；子房倒卵形。花期6～7月。

果 种子多数而细小。果期7～8月。

五味子 Wuweizi

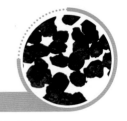

收敛固涩，益气生津，补肾宁心

来源产地

为木兰科（五味子科）植物五味子 *Schisandra chinensis* (Turcz.) Baill. 的干燥成熟果实。习称"北五味子"。生于山坡杂木林下，常缠绕在其他植物上。近年栽培量大，主产于辽宁、吉林、黑龙江等地。

性味功用

酸、甘，温。用于久嗽虚喘，梦遗滑精，遗尿尿频，久泻不止，自汗盗汗，津伤口渴，内热消渴，心悸失眠。2~6g。

速识指南

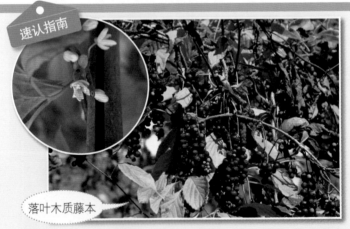

落叶木质藤本

叶 单叶，互生；叶倒卵形、宽卵形或椭圆形，先端急尖或渐尖，基部楔形，边缘有腺状细齿。

花 花单性，雌雄异株，花单生或簇生于叶腋，花梗细长而柔弱；花被 6~9 片，乳白色或粉红色；雄花有雄蕊5枚；雌花的雌蕊群椭圆形，开花后期花托逐渐延长。花期5~6月。

果 穗状聚合浆果，肉质，紫红色。果期 8~9月。

南五味子 Nanwuweizi

收敛固涩，益气生津，补肾宁心

来源产地

为木兰科（五味子科）植物华中五味子 *Schisandra sphenanthera* Rehd. et Wils.的干燥成熟果实。生于湿润山坡或灌丛中。主产于陕西、河南。

性味功用

酸，甘，温。用于久嗽虚喘，梦遗滑精，遗尿尿频，久泻不止，自汗盗汗，津伤口渴，内热消渴，心悸失眠。2~6g。

速认指南

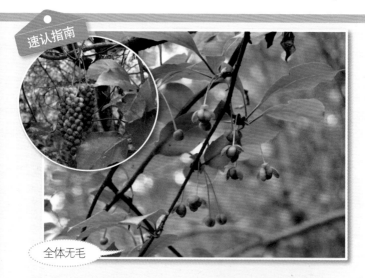

全体无毛

叶 叶片椭圆形、卵形，很少倒卵形，纸质，基部楔形、阔楔形或平截，叶缘有小齿、细锯齿，很少全缘，顶端短渐尖或长渐尖。

花 花生于近基部叶腋；花被片5~9，黄色、橙黄色或红色；雄花雄蕊11~25；雌花心皮25~45，假花柱小。花期4~7月。

果 成熟小浆果红色。果期6~10月。

五倍子 Wubeizi

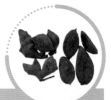

敛肺降火，涩肠止泻，敛汗，止血，
收湿敛疮

来源产地

为漆树科植物盐肤木*Rhus chinensis* Mill.、
青麸杨*Rhus potaninii* Maxim.或红麸杨
Rhus punjabensis Stew. var. *sinica*（Diels）
Rehd. et Wils. 叶上的虫瘿，主要由五倍子
蚜寄生而形成。生于向阳山坡疏林下或灌
木丛中。盐肤木（角倍）主产于四川、重
庆、云南、陕西、湖北、广西等地。青麸
杨（肚倍）主产于陕西南部。红麸杨（肚
倍）主产于陕西南部及四川、重庆等地。

性味功用

酸、涩，寒。用
于肺虚久咳，肺
热痰嗽，久泻久
痢，自汗盗汗，
消渴，便血痔
血，外伤出血，
痈肿疮毒，皮肤
湿烂。3～6g。

速认指南

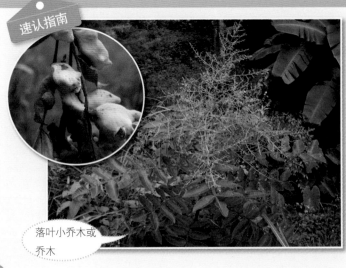

落叶小乔木或
乔木

盐肤木

叶 单数羽状复叶，互生，叶轴与总叶柄有宽翅，被淡黄棕色短柔毛；小叶5～13枚，无柄，卵形、卵状椭圆形至长卵形；边缘有粗锯齿，上面绿色，下面灰绿色。

花 圆锥花序顶生，花小，有两性花和雄花；两性花的萼片5，绿黄色，长卵形；花瓣5，白色；雄蕊5；雌蕊较雄蕊短，花柱3，柱头头状，黄色；雄花略小于两性花，雄蕊5，形小，中央有退化子房。花期6～9月。

果 核果扁圆形。果期9～11月。

青麸杨

基本特征同上，主要鉴别点为小枝光滑无毛或被细短柔毛。小叶5～9枚，小叶柄极短而明显，长圆形或长圆状披针形，全缘或幼时有粗锯齿。

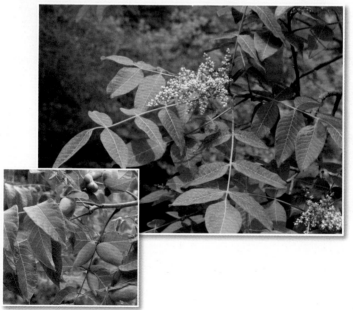

红麸杨

基本特征同上，主要鉴别点为小枝有短毛。小叶5～13枚，卵状长椭圆形至椭圆形，全缘或中上部具疏锯齿，无小叶柄。

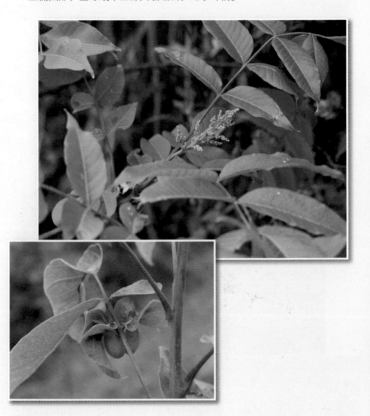

乌梅 Wumei

敛肺，涩肠，生津，安蛔

来源产地

为蔷薇科植物梅*Prunus mume*（Sieb.）Sieb. et Zucc.的干燥近成熟果实。栽培为主，主产于四川、福建、浙江、云南。

性味功用

酸、涩，平。用于肺虚久咳，久泻久痢，虚热消渴，蛔厥呕吐腹痛。6～12g。

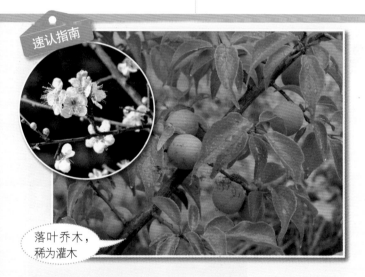

速认指南

落叶乔木，稀为灌木

叶　叶狭卵形至宽卵圆形，长4～8cm，先端长渐尖，基部宽楔形，边缘具细锯齿，两面微被柔毛。

花　花1～2朵；萼筒广钟形，被短柔毛；萼片近卵圆形；花瓣白色至淡红色；雄蕊多数，子房密被柔毛。花期早春。

果　核果，近球形，具柔毛，味酸。果期5～6月。

诃子 Hezi
（附：西青果）

涩肠止泻，敛肺止咳，降火利咽

来源产地

诃子为使君子科植物诃子 *Terminalia chebula* Retz.或绒毛诃子 *Terminalia chebula* Retz. var. *tomentella* Kurt.的干燥成熟果实。进口为主。我国也有野生。主产于云南、广东、广西等地。

性味功用

苦、酸、涩。用于久泻久痢，便血脱肛，肺虚喘咳，久嗽不止，咽痛音哑。3~10g。

速认指南

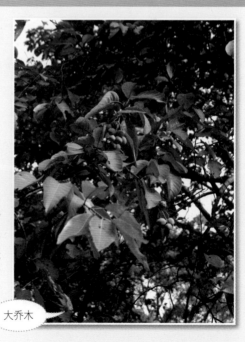

诃子

叶 叶互生或近对生，近革质，椭圆形或卵形，两面近无毛或幼时下面有微毛。

大乔木

花 圆锥花序顶生，由数个穗状花序组成；花两性，无梗；花萼杯状，5裂，裂片三角形；无花瓣；雄蕊10；子房下位，1室，有毛或后变无毛。

果 核果椭圆形或近卵形，形如橄榄，熟时黑色，通常有钝棱5～6条。

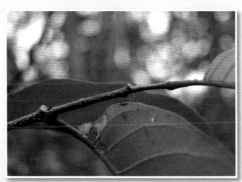

附 西青果为诃子的干燥幼果。

绒毛诃子

基本特征同上，主要鉴别点为幼时小枝及叶两面密被铜色平伏长柔毛或银色伏毛。

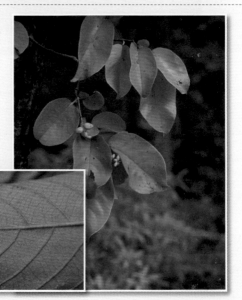

肉豆蔻 Roudoudou

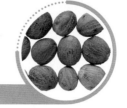

温中行气，涩肠止泻

来源产地

为肉豆蔻科植物肉豆蔻*Myristica fragrans* Houtt.的干燥种仁。进口为主，主产于马来西亚及印度尼西亚。我国海南、广西、云南等地有栽培。

性味功用

辛，温。用于脾胃虚寒，久泻不止，脘腹胀痛，食少呕吐。3~10g。

速认指南

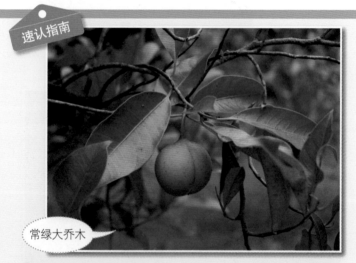

常绿大乔木

叶 叶互生，革质，椭圆状披针形，先端尾状，基部急尖，全缘，上面暗绿色，下面灰绿色。

花 总状花序腋生，花单性，雌雄异株。雄花的总状花序长2.5~5cm；花疏生，花被壶形，3裂，黄白色，下垂；雄蕊8~12，花丝连合成圆柱状有柄的柱，花药合生；雌花子房1室。花期4~5月。

果 果实梨形或近于圆球形。果期6~8月。

芡实 Qianshi

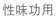

益肾固精，补脾止泻，除湿止带

来源产地

为睡莲科植物芡 *Euryale ferox* Salisb. 的干燥成熟种仁。栽培为主。主产于山东、江苏、安徽、湖南、湖北、四川等地。

性味功用

甘、涩，平。用于遗精滑精，遗尿尿频，脾虚久泻，白浊，带下。9～15g。

速认指南

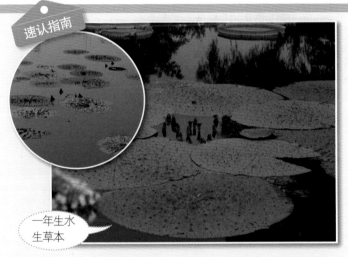

一年生水生草本

叶 初生叶沉水，箭形；后生叶浮于水面，叶片稍带心形或圆状盾形，上面красный绿色，多皱褶，下面深紫色，叶脉凸起，边缘向上折。

花 花紫色，单生于花葶顶端。花萼4片，花瓣多数；雄蕊多数；子房下位，心皮8个，嵌入于膨大的花托顶端。花期夏、秋季。

果 浆果球形，海绵质，污紫红色，密生尖刺；种子球形，黑色。果期7～10月。

罂粟壳 Yingsuqiao

敛肺，涩肠，止痛

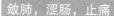

来源产地

为罂粟科植物罂粟*Papaver somniferum* L.的干燥成熟果壳。多栽培，由政府指定农场生产。

性味功用

酸、涩，平；有毒。用于久咳，久泻，脱肛，脘腹疼痛。3～6g。本品易成瘾，不宜常服；孕妇及儿童禁用；运动员慎用。

速认指南

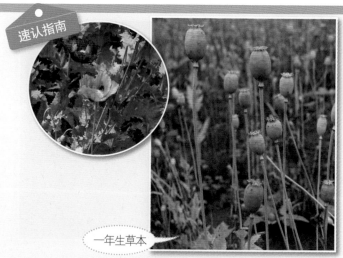

一年生草本

叶 叶片长圆形或长卵形，先端渐尖，基部心形，边缘具不整齐缺刻或粗锯齿或微羽状浅裂。

花 花单生茎顶，大而美丽；萼片2，卵状长圆形；花瓣4，有时重瓣；雄蕊多数；雌蕊心皮7～15，合生；子房1室，球形，侧膜胎座；无花柱；柱头盘状，7～15星状裂。花期5～8月。

果 蒴果，球形，顶孔开裂；种子多数，细小。果期8～9月。

石榴皮 Shiliupi

涩肠止泻，止血，驱虫

来源产地

为石榴科植物石榴 *Punica granatum* L.的干燥果皮。多栽培。主产于江苏、湖南、山东、四川、湖北、云南等地。

性味功用

酸、涩，温。用于久泻，久痢，便血，脱肛，崩漏，带下，虫积腹痛。3～9g。

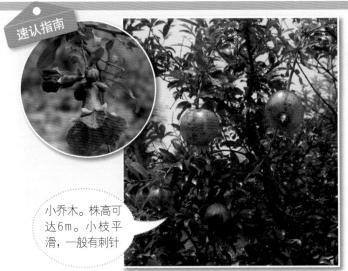

速认指南

小乔木。株高可达6m。小枝平滑，一般有刺针

叶 叶对生或簇生，倒卵形至长圆状披针形，全缘，光滑无毛，有短柄。

花 花红色，稀为白色或黄色。萼片5～8，镊合状排列。花瓣5～7，有时成重瓣。花期6～7月。

果 浆果，近球形，褐黄色至红色，径7～10cm，萼宿存；种子多数。果期9～10月。

覆盆子 Fupenzi

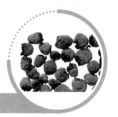

益肾固精缩尿，养肝明目

来源产地

为蔷薇科植物华东覆盆子*Rubus chingii* Hu的干燥果实。生于溪旁或山坡灌丛及路边。主产于浙江、福建、安徽。

性味功用

甘、酸，温。用于遗精滑精，遗尿尿频，阳痿早泄，目暗昏花。6~12g。

速认指南

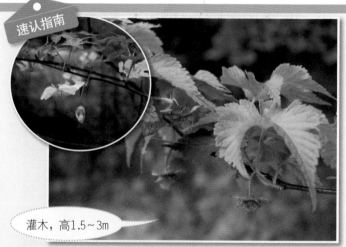

灌木，高1.5~3m

枝 幼枝绿色具稀疏倒生皮刺。

叶 单叶互生；叶片近圆形，掌状5深裂，稀有3或7裂，中裂片菱状卵形，先端渐尖，两侧的裂片较小，常不相等，基部近心形，边缘有重锯齿；主脉5出。

花 花单生于短枝顶端；花梗细；萼片5，宿存；花瓣5，白色；雄蕊多数；雌蕊多数，生于凸起的花托上。花期4~5月。

果 聚合果卵球形，红色；小核果密生灰白色柔毛。果期6~7月。

莲子 Lianzi

补脾止泻，止带，益肾涩精，养心安神

来源产地

为睡莲科（莲科）植物莲*Nelumbo nucifera* Gaertn.的干燥成熟种子。栽培为主。主产于湖南、湖北、福建、江苏、浙江、江西等地。

性味功用

甘、涩，平。用于脾虚泄泻，带下，遗精，心悸失眠。6～15g。

速认指南

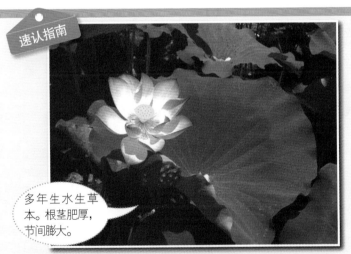

多年生水生草本。根茎肥厚，节间膨大。

叶 叶基生，叶柄长，中空，具黑色坚硬小刺；叶片盾状圆形，波状全缘，挺出水面，上面粉绿色，下面淡绿色，叶脉放射状。

花 花大，粉红色或白色，芳香。萼片4～5，绿色，小型，早落；花瓣多数，椭圆形，先端尖；雄蕊多数，早落，花丝细长，花药线形，黄色。花期7～8月。

果 坚果（莲子）椭圆形或卵形。果期8～9月。

金樱子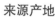

Jinyingzi

固精缩尿，固崩止带，涩肠止泻

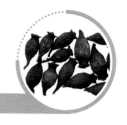

来源产地

为蔷薇科植物金樱子 *Rosa laevigata* Michx. 的干燥成熟果实。生于向阳多石山坡灌木丛中或山谷两旁。主产于江苏、安徽、浙江、江西等地。

性味功用

酸、甘、涩，平。用于遗精滑精，遗尿尿频，崩漏带下，久泻久痢。6~12g。

速认指南

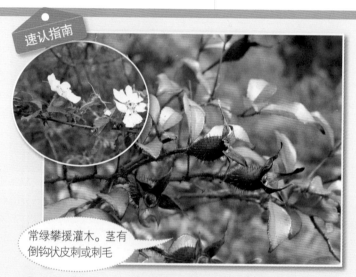

常绿攀援灌木。茎有倒钩状皮刺或刺毛

叶 羽状复叶互生；小叶多为3；小叶革质，椭圆状卵形或披针状卵形，先端渐尖，基部阔楔形，边缘具尖锐细锯齿，上面光泽。

花 花大，单生于侧枝顶端；梗与萼筒外密生棕色刚毛；萼片5；花瓣5，白色，倒阔卵形；雄蕊多数，雌蕊具多数心皮。花期3~4月。

果 蔷薇果梨形或倒卵形，熟时黄红色，外被直刺。果期6~12月。

山茱萸 Shanzhuyu

补益肝肾，收涩固脱

来源产地

为山茱萸科植物山茱萸*Cornus officinalis* Sieb. et Zucc. 的干燥成熟果肉。多栽培。主产于河南、浙江、陕西等地。

性味功用

酸、涩，微温。用于眩晕耳鸣，腰膝酸痛，阳痿遗精，遗尿尿频，崩漏带下，大汗虚脱，内热消渴。6~12g。

速认指南

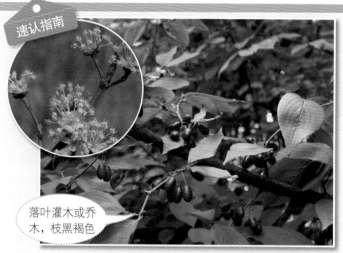

落叶灌木或乔木，枝黑褐色

叶 对生，卵形至椭圆形，稀卵状披针形，顶端渐尖，基部楔形，上面疏生平贴毛，下面毛较密，侧脉6~8对，脉腋具黄褐色髯毛。

花 伞形花序先叶开放，腋生，下具4枚小型的苞片，苞片卵圆形，褐色；花黄色；花萼4裂；花瓣4，卵形；花盘肉质；子房下位。花期3~4月。

果 核果椭圆形，成熟时红色。果期9~10月。

常山 Changshan

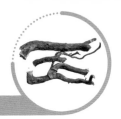

涌吐痰涎，截疟

来源产地

为虎耳草科植物常山 *Dichroa febrifuga* Lour. 的干燥根。生于林阴湿润山地、路旁、溪边。主产于四川、重庆、湖南。

性味功用

苦、辛，寒；有毒。用于痰饮停聚，胸膈痞塞，疟疾。5～9g。有催吐副作用，用量不宜过大；孕妇禁用。

速认指南

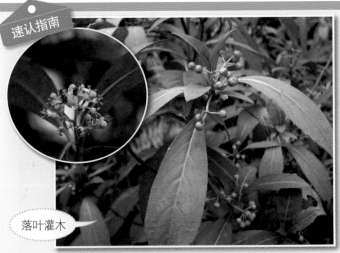

落叶灌木

叶 叶对生；叶片椭圆形、阔披针形或长圆倒卵形，上面深绿色，边缘有锯齿。

花 圆锥聚伞花序伞房状；苞片线状披针形；花萼管状，淡蓝色，先端5～6齿；花瓣5～6片，蓝色，长圆披针形或卵形；雄蕊10～12个，花药蓝色；子房蓝色，花柱4。花期6～7月。

果 浆果圆形，蓝色。果期8～9月。

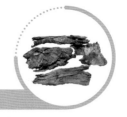

土荆皮 Tujingpi

杀虫，疗癣，止痒

来源产地

为松科植物金钱松*Pseudolarix amabilis*（Nelson）Rehd.的干燥根皮或近根树皮。野生或少量栽培，喜生于向阳处。主产于江苏、浙江、福建、安徽、湖南。

性味功用

辛、温；有毒。用于疥癣瘙痒。外用适量。

速认指南

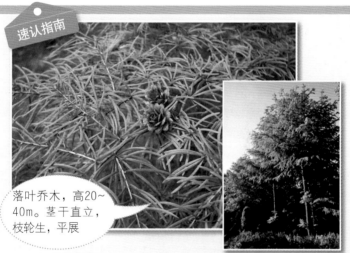

落叶乔木，高20~40m。茎干直立，枝轮生，平展

叶 在长枝上螺旋状散生，在短枝上15~30片簇生，呈辐射状；线形，长3~7cm，宽1~2mm，先端尖，基部渐狭。

花 单性，雌雄同株；雄花菜荑状，下垂，黄色，数个或数十个聚生于短枝顶端，雌球花单生于短枝顶端，苞鳞大于珠鳞，珠鳞的腹面基部有胚珠2。花期4~5月。

果 球果卵圆形；种鳞木质；苞鳞短小。果期10~11月。

385

附录